periplaneta

LUKAS BENJAMIN ENGEL: „Kopfsache – Der Schatten meiner selbst“
1. Auflage, Januar 2023, Periplaneta Berlin, Edition Periplaneta

Inh. Marion Alexa Müller, Bornholmer Str. 81a, 10439 Berlin
www.periplaneta.com

Lektorat: Marion Alexa Müller
Coverzeichnung & Illustrationen: Ariane Königshof
Satz & Layout: Thomas Manegold

Gedruckt und gebunden in Deutschland
Gedruckt auf FSC- und PEFC-zertifiziertem Werkdruckpapier

print ISBN: 978-3-95996-245-2
epub ISBN: 978-3-95996-246-9

Lukas Benjamin Engel

KOPFSACHE

Der Schatten meiner selbst

periplaneta

„Wissen möchtet ihr gerne die geheime Struktur des Gebäudes,
Und ihr wählt den Moment, wenn es in Flammen gerät.
Was ist das Schwerste von allem? Was dir das Leichteste dünken,
mit den Augen zu sehen, was vor den Augen dir liegt."
FRIEDRICH VON SCHILLER

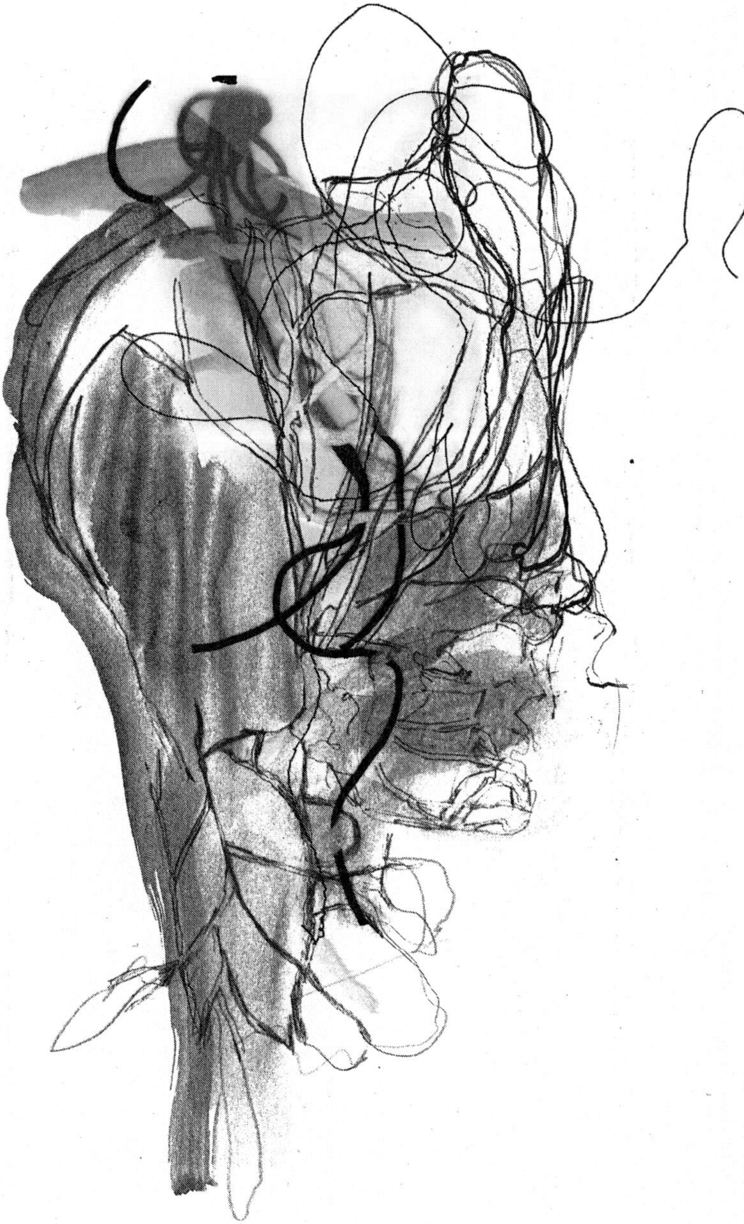

Die Beerdigung

Mein Kopf gleicht einem Wollknäuel von Gedanken.
Mein bisheriges Leben hält sie in ihren Schranken,
doch verstrickt darin, liegt meine Erinnerung.

Ich beginne zu schreiben,
zu entwirren
und hoffe, dass die Fäden geordnet bleiben
und sich nicht mehr verirren.

Ich weiß noch, wie riesengroß mir die Schneeflocken vorkamen. Jede einzelne eine Skulptur in sich, bis ich sie mit meinen Händen auffing und sie zerflossen von der Wärme meiner Hand ...

Ich weiß noch, wie absurd ich das fand, wie leicht Schnee zu Wasser wird, etwas Festes in etwas Flüssiges übergeht und dachte: Vielleicht ist genau das nun mit meinem Vater geschehen.

Ganz einfach, ganz simpel.

Weniger einfach erwies sich das Anlegen des Grabes. Die Bestatter taten mir fast leid, wie sie bei minus siebzehn Grad mit Schaufeln und Hacken den Boden bearbeiteten, um den berühmten Architekten in einem halbwegs tiefen Loch versenken zu können. Es roch nach Schweiß und Alkohol. Das störte mich wenig. Sie tranken vermutlich, um sich warmzuhalten und nicht aus mangelndem Respekt meinem Vater gegenüber.

Ich weiß noch, wie ich mich fragte, ob man ihn nicht hätte einfach verbrennen sollen, wie Mutter, während der Schnee wieder in meiner Hand schmolz ...

Ich weiß nicht, wie lange ich dort so stand und nachdachte, über den Tod und das Leben dieses Mannes, über den ich so gerne mehr gewusst hätte, den ich so wenig kannte. Mir kam in den Sinn, dass man vermutlich erwarten würde, dass ich als einziger Sohn und als einziger ernstzunehmender Verwandter etwas sagen müsste. Eine Trauerrede. Der Pastor hatte mich schon nach den

Lebensstationen meines Vaters gefragt und ich konnte ihm nicht viel nennen.

Ich war vermutlich eine davon. Der Tod meiner Mutter eine andere und dann waren sie ja auch schon um, die gemeinsamen sieben Jahre, in denen ich mir eine Vorstellung von meinem Vater hatte machen können. Alles, auf das ich zurückgreifen konnte, waren vage Bilder und Erinnerungen, nichts, was einem Pastor in der Predigt hätte helfen können. Daher verwies ich ihn auf den ausführlichen Lebenslauf auf der Internetseite der Firma.

Ich habe das Gefühl, etwas vergessen zu haben, etwas Wichtiges vergessen zu haben.

Ich weiß noch, wie ich vor der Trauergemeinde stand und mir kalt wurde, eiskalt und ich nach Worten suchend in den Himmel schaute und da sich *nicht ein* Satz formte, den man hätte sagen können – was war auch zu sagen? Wortlos nahm ich etwas hartgefrorene Erde oder eher einen Klumpen Eis, warf sie auf den Sarg und auf einmal lachte ich mich tot.

Ich erbrach ein schallendes Gelächter, von dem ich nicht wusste, dass ich es besaß. Es ergoss sich aus mir und war nicht mehr zurückzunehmen. Die Gäste waren empört, schüttelten ihre hochrangigen Köpfe und der Pastor versuchte verzweifelt, mich zu beruhigen. Aber ich lachte und lachte, denn ich dachte an die Schneeballschlacht, die ich mit meinem Vater gemacht hatte, als ich fünf war. Ich warf immer mehr Klumpen Erde auf den Sarg, dass die Leute mich zurecht für wahnsinnig hielten, aber ich war so glücklich, eine konkrete Erinnerung gefunden zu haben, die mich klar als den Sohn dieses berühmten Architekten und ihn als meinen Vater deklarierte. Wie wir tollten und der Schnee fiel, wie heute, wie er versuchte, seinem viel zu kleinen Sohn, das Iglu-Bauen zu erklären, in der Hoffnung, dass seine Begeisterung für Statik auf mich übersprang.

Ich weiß nicht, wie lange ich so lachte und warf, aber irgendwann war ich allein und das Grab aufgefüllt, und mir war kalt, eiskalt und die Tränen waren gefroren und ich war glücklich.

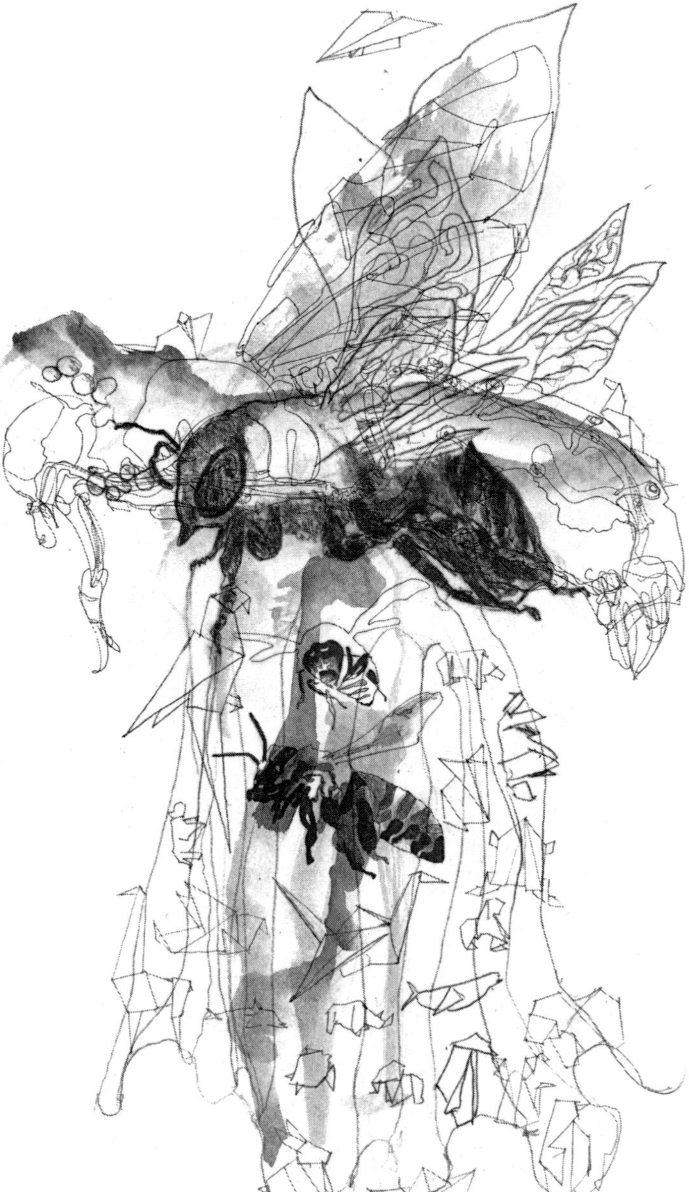

Das Vermächtnis

Der Notar war ein hagerer alter Mann, der mit großer Sorgfalt und Ernsthaftigkeit sprach, und der merklich dieses Gespräch schon oftmals in Gedanken durchgegangen war.

„Es ist nun der Fall, dass Ihr Vater in seinem letzten Willen sämtliche finanziellen Mittel, sowie die Firmenanteile und das Haus am Starnberger See an die Stiftung Städte-Vision vermacht hat."

Er machte eine sehr bedeutende Pause, um zu überprüfen, ob sein Gegenüber von der Information genauso getroffen war, wie er es erwartet hatte. Aber ihm gegenüber saß ein fünfundzwanzigjähriger junger Mann, der trotz seines nassen, verdreckten Sakkos außerordentlich gefasst wirkte. Ich war gefasst, ich hatte nichts von meinem Vater erwartet und die Stiftung war sein eigentliches Kind gewesen.

Aus dem Haus solle ein Informationszentrum werden, um seine Legende am Leben zu erhalten. Er hatte, nachdem er von seiner Krankheit erfuhr, sofort alle organisatorischen Schritte eingeleitet, alles war vorbereitet gewesen für den großen Abgang.

„Überdies schrieb Ihr Vater folgende Zeilen: *Sollte mein Sohn an meiner Beerdigung aufkreuzen, bitte ich Sie, ihm dies zu geben.*"

Bedeutende Pause.

Dann präsentierten seine knöchernen Hände ein sehr dürftig eingepacktes Geschenk, dessen schon etwas ausgeblichenes und brüchiges Papier darauf hinwies, dass es schon vor Jahren hätte überreicht werden wollen, und er legte es auf seinen großen Eichenschreibtisch.

Ich stutzte.

Der Notar hätte mir ebenso einen mir unbekannten Halbbruder verkünden können. Meine Laune schlug um und ich war vollkommen überfordert, von diesem kümmerlichen Rest an Zuneigung. Einzig das Geschenkpapier vermochte meine aufkommende Wut im Zaum zu halten, es kam mir vertraut vor. Auf weißem Grund tummelte sich in regelmäßigen Abständen eine

Gruppe Bienen mit Partyhüten und den Worten: *Hapbee Buzzday!*

Wie geschmacklos, dachte ich und meinte, diesen Gedanken schon einmal gedacht zu haben.

Déjà-vu.

„Wollen Sie es nicht öffnen?“, sagte der hagere Mann, der mir gegenübersaß, und ich konnte mir nicht verkneifen, mir vorzustellen, wie die Party-Bienen um seinen Kopf schwirrten.

Er schob das Paket entschieden und wohlwollend auf meine Seite des Tisches. Nach kurzer Überlegung, wie man wohl dem Anlass entsprechend am ehesten Präsente von Verstorbenen zu öffnen habe, fand ich ein Ventil für meine immer noch im Bauch hängende Wut und befreite mit einem Riss das Geschenk aus seinem lächerlichen Sarkophag …

… und alles, was mir mein Vater von seinem vermögenden, erfolgreichen und sicher auch bewegten Leben hinterließ, war ein Origami-Faltbuch.

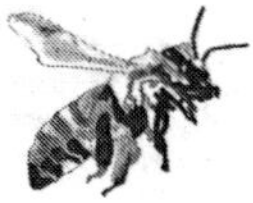

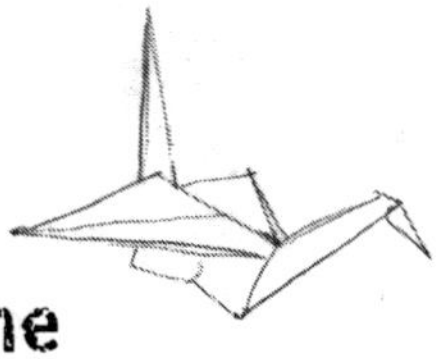

Sinnsuche

Origami ist Leben.

Stunden vergingen, in denen ich nichts anderes fertigbrachte, als auf den rassistisch gezeichneten Stereotypen eines Japaners zu gucken, der mir von dem Cover entgegenblickte. Ich suchte meinen Vater in seinen Mandelaugen und fand doch nur Leere.

Warum in aller Welt hinterlässt mir mein Vater, der mich mit sieben Jahren aufs Internat geschickt hat und mir seitdem, bis zu seinem Tod, nichts als ein paar Briefe hat zukommen lassen, ausgerechnet ein notdürftig in billiges Geschenkpapier eingepacktes Origami-Faltbuch?!

Ich habe mich das so unzählige Male gefragt, den Gedanken so oft durch meinen Kopf ziehen lassen, dass ich vergaß zu essen, vergaß, zur Arbeit zu gehen und vergaß zu schlafen. Ich starrte nur.

Anfangs.

Dann habe ich nach Hinweisen und Zweideutigkeiten gesucht, nach irgendeiner verborgenen Nachricht oder etwas, was mir hätte Aufschluss geben können. Ich durchforstete das Internet nach der Ausgabe. Übersetzte das Deutsche ins Japanische und wieder zurück, aber nichts als Kauderwelsch kam dabei heraus. Dann fing ich an, das Buch zu lesen, immer und immer wieder zu lesen. Es zu studieren wie ein Besessener.

Ich habe dieses infantile Werk, ein Buch für Kinder ab 6 Jahren, vielleicht hundertmal gelesen, um irgendetwas zu erfassen, was Sinn ergibt, aber da war nichts. Nur das alte Gefühl, etwas vergessen zu haben.

Um zumindest irgendeine Form von Nähe zu meinem Vater herzustellen, beschloss ich, das Ding bei mir zu tragen. Wenn ich aß, wenn ich zu Bett ging, wenn ich aufs Klo musste, trug ich es bei mir und hoffte und betete um eine Erkenntnis.

Doch sie kam nicht.

Und weil sie nicht kam, begann ich letztendlich nicht meinem Gefühl, sondern meinem Verstand zu folgen und das Produktivste und Logischste mit diesem idiotischen Erbe zu machen, was mir in den Sinn kam: Ich begann zu falten.

Anfangs nur einfache Tiere wie Frösche, Schmetterlinge, Elefanten und kleine Vögel. Auf sonderbare Weise war das zutiefst beruhigend und meine suchenden Gedanken waren dankbar, eine Zeit lang nicht an meinen Vater zu denken, sondern die Struktur und Falttechnik der japanischen Papierfauna zu erlernen.

Ich habe Tiere immer geliebt. Nicht ohne Grund arbeite ich – als einziger Angestellter – im Tierheim und versorge die heimatlosen Tiere. Aber dass sich meine Tierliebe in eine Begeisterung für Origami übertragen ließ, hätte ich mir in den Jahren des Internats – in denen ich meinen Vater und alles, was ich mit ihm und seinem Beruf in Verbindung brachte aus tiefster Seele verabscheute – nie träumen lassen.

Ich wurde besser und besser.

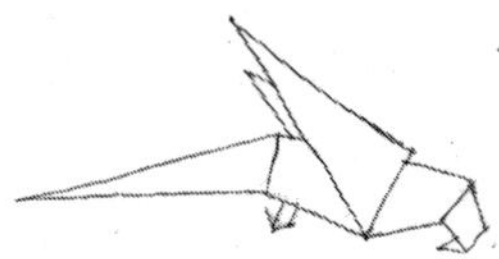

Nach einer Woche ertappte ich mich dabei, wie ich das Buch kaum noch benötigte, um die Seiten zu falten. Anfangs habe ich wohl ungefähr eine Stunde gebraucht, um einen sehr hässlichen, unförmigen, mehrfach korrigierten Frosch zu falten. Nun sprangen mir die Frösche im Minutentakt aus der Hand.

Selbst auf der Arbeit hörte ich nicht mehr damit auf. Jedes Tier im Tierheim hatte nach wenigen Wochen ein kleines Origami-Ebenbild vor seinem Käfig stehen. Nur die Hasen musste ich öfter falten, da diese es irgendwie immer wieder fertigbrachten, ihre Kopien in den Käfig zu ziehen und aufzufressen.

Zuhause versuchte ich mich oft an Katzen, während mein Kater Joker schnurrend auf meinen Beinen lag und mir wohl zu verstehen geben wollte, dass es höchste Zeit war, seiner Schönheit zu huldigen.

Nachdem ich auch Kraniche, die sogar mit den Flügeln schlagen konnten, Schwäne, Drachen, Blumen und Häuser gefaltet hatte, reichte es mir dann. Es war, als wäre ich schlagartig satt geworden und jeder kleinste Bissen mehr würde ein Erbrechen epischen Ausmaßes nach sich ziehen.

Die Erkenntnis blieb aus.

Also habe ich das Buch gestern ins Regal gestellt und beschlossen, es wie das zu behandeln, was es ist: ein Buch. Eine Anleitung, mit der man Kinder für das Origami-Falten begeistern kann, ohne tieferen Sinn.

Und in dem Moment, da ich das Buch endlich aus meiner Hand legte, beschloss ich, meinen Vater zu vergessen und mit meinem Leben weiterzumachen wie bisher.

Als ich mich ins Bett gelegt hatte, erinnerte ich mich, dass auf Seite dreiundzwanzig des Buches, auf dem die Anleitung für die Kraniche abgebildet ist, auch der alte Japaner der Titelseite mit Sprechblase abgebildet war: „Jener Origami-Meister, der tausend Kraniche gefaltet hat, hat einen Wunsch frei."

Wie zynisch, dachte ich.

Auch die kleine Sadako hatte an die Verheißung von den tausend gefalteten Kranichen geglaubt. Sie war nach dem Bombenabwurf über Hiroshima an Leukämie erkrankt. In ihrer Verzweiflung faltete sie im Krankenhaus über tausend Kraniche, für ihren Wunsch weiterzuleben.

Wie zynisch, nun anderen Kindern ihren Wunsch zu verkaufen, aber Sadakos tragischen Tod zu verschweigen, dachte ich und bin in meinem Bett, das voller Papierknöllchen war, wohl irgendwann eingeschlafen.

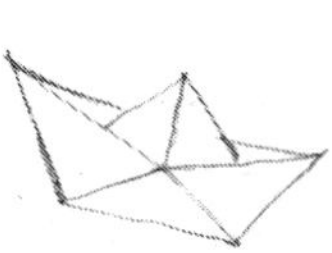

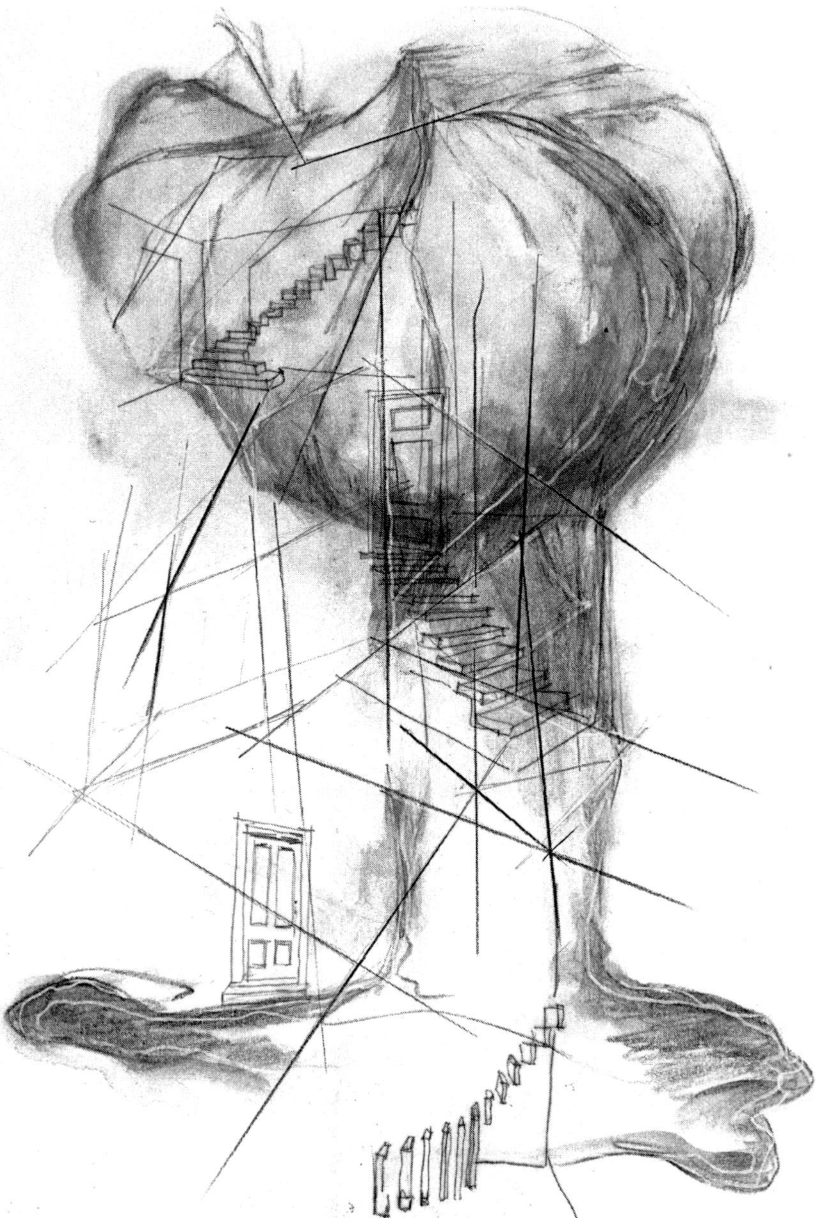

Der Traum

Ich war nie jemand, der viel geträumt hat oder sich besonders gut an seine Träume erinnern konnte, aber heute Nacht habe ich einen Traum gehabt. Denselben wie aus den Zeiten des Internats. Wie ein verlorenes Kuscheltier, das sich unter der Matratze versteckt hat, stahl er sich zurück in mein Bett. Und jedes Bild und Gefühl, dass er in mir auslöste, war mir vertraut wie die Stofffasern und Knopfaugen meines ersten Teddybären:

Ich habe in meinen Kopf gesehen ... offen lag er vor mir, ein blanker Schnitt.

Es floss kein Blut, er war einfach offen, als hätte jemand die Schädeldecke gelüftet, nur um zu sehen, ob sich darunter tatsächlich etwas verborgen hält. Es war nicht eklig oder besonders faszinierend, ein offener Kopf eben, mein offener Kopf, ganz natürlich, ganz einfach.

Das ist doch seltsam, dachte ich, denn wenn man jemandem in die Augen sieht, vermutet man doch immer einen Schatz dahinter, einen Zauber oder zumindest irgendetwas Schönes. Stattdessen: ein Gehirn. Eine Ansammlung von Zellen. Eine fleischige Knetmasse.

Ich sah in meinen Kopf und fragte mich, wie diese Knetmasse so viel enthalten kann. Das ist doch seltsam! All diese Zellen sind miteinander verknüpft, leiten Impulse über Synapsen zu verschiedenen Zentren, bearbeiten dort bereits Erfahrenes und Neues, gleichen es miteinander ab. Dann: Befehle aussenden. Hormone ausschütten. Reflexe koordinieren. Das alles in Bruchteilen von Sekunden – selbst in diesem Moment, in dem ich träume, in dem ich in meinen offenen Kopf schaue.

Plötzlich hatte ich das große Bedürfnis, die Knetmasse anzufassen, die dort vor mir lag und sacht pulsierte. Ich hatte eine unbändige Lust, mein Gehirn zu berühren und es zu spüren, meine Gedanken zu fassen. Ich wollte es anpacken und formen, aber als ich die Hand ausstrecke, um danach zu greifen, löste sich mein Kopf auf, alles zerfloss in meinen Händen wie Honig.

Ich versuchte, meine Gedanken aufzuhalten und wieder an die korrekte Stelle zu rücken, aber es war zu spät, ich konnte sie nicht retten.

Das war kein Alptraum. Ich schreckte nicht schweißgebadet oder schwer atmend auf. Ich fiel nicht aus dem Bett oder fasste mir an den Kopf, um zu überprüfen, ob das eben Zerronnene noch an seinem Platz ist. Nein, ich öffnete meine Augen sacht, starrte einen Augenblick die Decke an, richtete mich auf – wie immer vorsichtig, um meinen Kater nicht zu wecken, der sich wie gewohnt möglichst hinderlich auf meinem Bauch positioniert hatte.

Hier sitze ich nun und weiß, dass all das irgendetwas zu bedeuten hat, aber ich kann mich, bei Gott, nicht daran erinnern. Ich kann mich einfach nicht erinnern.

Als ich klein war, hab ich mir den Kopf immer als ein Haus vorgestellt, ein großes Haus mit mehreren Stockwerken und Türen ... Hunderte von Türen für Hunderte von Räumen. Ich habe mir immer vorgestellt, wie schön es sein muss, in den Raum für seine Glücksgefühle zu kommen, wie ein großes Spielzimmer habe ich ihn mir vorgestellt. Voller Liebe und unbändiger Freude!

Aber gleichzeitig hatte ich riesige Angst, die falsche Tür zu öffnen. Schließlich sahen die ja von außen alle gleich aus, und Schilder gab es auch keine und auch keine Pläne. Und wie schrecklich es gewesen wäre, wenn ich auf der Suche nach meinen Glücksgefühlen in dem Raum für meine Ängste oder meine Erinnerungen gelandet wäre? Oder in den Raum der Traurigkeit, der Schmerzen?

Ich weiß noch, wie ich mir früher immer einen Kopfführer gemalt habe, der einen freundlich am Eingang begrüßt: „Guten Tag, wie schön, Sie wieder hier zu sehen!"

Wie ein Butler in einem noblen Hotel, der einem dann den Schlüssel für das gewünschte Zimmer aushändigt und dazu sagt: „Ihre Glücksgefühle befinden sich in Zimmer sieben, Obergeschoss, links, die dreizehnte Tür."

Aber es gibt keine Kopfführer, zumindest keine für meinen Kopf, das weiß ich heute.

Ich weiß noch, wie meine Mutter damals versucht hat, mir ihren Zustand zu erklären: „Wenn man krank im Kopf ist, dann ist das, als rennt jemand Fremdes in deinem Haus herum. Er rennt die Treppen hoch und die Flure entlang und öffnet die Türen, wie er Lust hat und befreit alles, was da gut behütet und versteckt hinter den Türen ist. Aber manche Räume sollte man nicht öffnen, mein Junge, manche Türen müssen zugemauert und ihre Schlüssel auf dem Grund des Meeres versenkt werden."

Ich saß auf ihrem Schoß und weinte, ich sagte zu ihr: „Das darfst du mir nicht sagen, dafür bin ich noch zu klein!"

Ich wusste damals noch nicht, was sie meinte. Meine Mutter hat immer in Bildern gesprochen, so konnte ich den Dingen meistens leichter folgen, aber oft machten sie mir auch furchtbare Angst, denn sie malten sich nachts weiter.

Was macht man denn gegen einen, der dir im Kopf herumrennt und deine Türen öffnet und eintritt, vielleicht ganz aus den Angeln reißt, und was macht man, wenn er die Sachen aus den einen Räumen in die anderen bringt und im Flur verteilt, sie kaputtmacht oder beschädigt?

Was ist, wenn man plötzlich seinen Schmerz schmeckt und seine Ängste riecht? Wenn man Hass sieht und Liebe nur hört? Wenn nur noch ein einziges, sich an etwas erinnerndes Möbelstück im Zimmer deines Gedächtnisses steht und all die schönen Erlebnisse keine Rolle mehr spielen, weil dir der Zugang zu ihnen verwehrt ist oder sie in den Keller geräumt wurden?

Ich sitze auf meinem Bett und weiß: Mir ist die Ordnung abhandengekommen. Aber was macht man, wenn einem die Ordnung in seinem Kopf abhandengekommen ist? Wenn man verlernt hat, die Türen zu öffnen und zu schließen, wie es sich gehört, wenn man nicht weiß, wie das Chaos aufzuräumen ist und deshalb auf dem Flur wohnen muss.

Auf dem Flur ist es kalt. Kalt und leer. Und des Nachts ist es dunkel, so dunkel, dass man durch die Schlitze der verschlossenen Türen das Licht sehen kann, und die Farben. Und je länger man auf dem Flur lebt, desto mehr stellt man sich vor, wie es in den Räumen aussehen muss, in die man nicht rein kann und man stellt sich andere Häuser vor, mit vielen riesigen Räumen. Man stellt sich vor, wie die anderen Menschen in ihren Räumen sitzen und glücklich sind, richtig empfinden zu können, sich richtig erinnern zu können! Man stellt es sich vor und malt es sich aus, bis man nicht mehr schlafen kann, bis Kälte und Leere unerträglich werden, bis man mit den Fingernägeln am Holz der Türen kratzt und sich letztendlich mit aller Kraft gegen sie wirft, in der Hoffnung, dass sie aufspringen, dass sie endlich aufspringen!!!

Doch was, wenn die Räume leer sind?

Nach all der Zeit ... einfach leer, der ganze Kopf, ein kalter, leerer Flur.

Ich erinnere mich. *Das* war mein Alptraum. Schweißgebadet und schwer atmend schreckte ich auf und schrie nach meiner Mutter ... und mein Vater kam und sagte mir, ich solle mich nicht so anstellen.

Ich hab ihm nie von meinem Haus erzählt. Vermutlich hätte er ohnehin nur eine architektonisch korrekte Bauzeichnung davon erstellt.

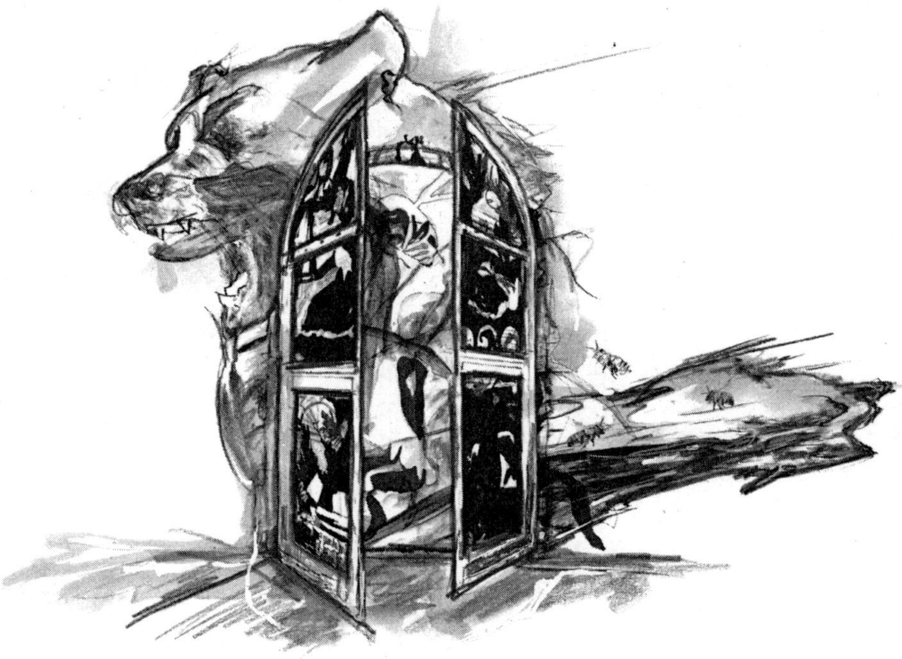

Ein Gedanke wird geboren

Mir scheint, als wäre in den Köpfen der meisten Menschen, also in ihren Räumen, eben doch nicht immer alles in bester Ordnung. Als würden viele bereits auf den Fluren ihrer Häuser wohnen und es vielleicht noch gar nicht gemerkt haben. Als hätten viele ihre Türen fest verschlossen aus Angst, ihr Innerstes der Öffentlichkeit preiszugeben.

Ich bin überzeugt, dass sich die meisten der Fremde in ihrem Kopf bewusst sind, aber sie nicht benennen können.

Sicher, für manche Menschen mag es etwas Gutes haben, wenn manche Räume einfach leer sind oder sogar das ganze Haus. Sofern sie sich freiwillig dazu entschlossen haben und es ihnen nicht mit Gewalt genommen wurde oder sie sich plötzlich, wie ich, in dieser Leere und dem vermeintlichen Chaos wiederfinden.

Ich entschloss mich an jenem Tag, als ich wieder von meinem offenen Kopf träumte, eine Renovierung zu beginnen, ein Ausmisten, ja, einen Frühjahrsputz!

Um an die Wurzel dieses wiedergekehrten Traumes zu gelangen, begab ich mich auf die Suche nach mir selbst. Ich begriff es als eine Chance, die vielleicht nicht jeder bekommt, weil er seinen Kopf bisher unter den falschen Gesichtspunkten betrachtet hat.

Ich fühlte mich nach dem Tod meines Vaters so unfassbar leicht, als wäre mein bisheriges Leben nur eine schwere Last gewesen, die ich nicht hätte tragen müssen, nicht tragen sollen.

Angenommen, die Räume meines Kopfes sind entweder leer, manipuliert oder verwahrlost, dann habe ich nichts zu verlieren, wenn ich beginne, Zimmer für Zimmer, Etage für Etage zu betreten, vorzufinden, was auch immer vorzufinden ist, rauszuwerfen, was auch immer rauszuwerfen ist, und mich dann neu und ganz nach meinem Belieben einzurichten.

Diese Erkenntnis war die genialste, die ich seit meiner Geburt hatte. Es war mein wahrer Nullpunkt. Mein Neustart.

Wer handelt, der ist. Das hat doch schon Nietzsche gesagt! Oder war es: *Wer ist es, der handelt?* Vielleicht hat es auch mein Vater gesagt, da bin ich mir nicht mehr so sicher. Mir wurde jedenfalls schmerzlich bewusst, dass ich jemand sein wollte.

Was ich bisher nicht von mir kannte.

In dem Moment, als ich zum ersten Mal daran dachte, mir einen Grundriss meines Kopfes zu erstellen, war mir so sonderbar leicht, und es kam mir vor, als hätte mein Leben nicht anders tun können, als auf diesen einen Augenblick zuzulaufen.

Mein Kopf ist ein Haus. Was für ein Haus sollte es sein? Eine Hütte, ein Strandhaus, ein Skyscraper? Vielleicht auch ein Fertighaus?

Da ich mich nicht entscheiden konnte, versuchte ich die Sache ursprünglicher anzugehen: Mein Wesenskern besteht aus einem X-Chromosom meiner Mutter und einem Y-Chromosom meines Vaters. Also ist mein Haus prinzipiell eine Mischung aus den Häusern meiner Eltern.

Das Architekturbüro meines vielgerühmten Vaters, in dem er fast sein gesamtes Leben verbracht hat, ist ein futuristisch kaltes

Gebäude, das problemlos den Preis für abstrakte Kunst gewinnen würde. Es scheint allen Gesetzen der Statik zu trotzen, weil es siebeneckig ist und fast ausschließlich aus Glasfassade besteht, überall Glasfassade.

Mama schien mir immer eher in der Vergangenheit zu leben, sie hatte immer einen etwas abwesenden Blick, als suche sie etwas in ihrem Innern, das sie schon lange verloren hatte. Stets hegte ich den tiefen Wunsch, es für sie zu finden.

Gemeinsam wohnten wir in ihrem Elternhaus am Starnberger See. Riesengroß, hochmodernisiert und klinisch sauber, wie es für Mama sein musste. Mühelos hätten wir Weihnachten mit dreizehn Leuten feiern können und sie alle hätten ein Bett gefunden, hätte es je so ein Weihnachten gegeben. Und dennoch, obwohl all dies auf den ersten Blick sehr kalt und lieblos klingt, habe ich als Kind – außer meinem Vater – nicht viel vermisst.

Also war der Grundriss für mein Haus beschlossen: Glasfassade, eine etwas abstrakte Form, klinisch sauber, groß und irgendwie nach innen gekehrt. Doch ich war unzufrieden. Ich merkte, dass an meinem Konstruktionsplan jenseits meiner genetischen Vorbestimmung etwas fehlte, das zu ergänzen war: das Internat.

Der Flur in meinem Haus konnte kein anderer sein, als der verstaubte, von vielen Kinderseelen plattgetrampelte, PVC-belegte, nicht enden-wollende Internatsflur, der – obschon es ihn natürlich auf mehreren Stockwerken gab – immer gleich aussah. Wenn einem nicht die Geheimsprache der Risse in der Tapete, des Schimmels an der Decke und der Kerben im Fußboden geläufig war, verirrte man sich auch noch nach Monaten heillos.

Ich beschloss, dass auch die Tür zu meinem Haus, also der Eingang in meinen Kopf, in meine Gedanken und Gefühle, meine Erinnerungen und mein Unterbewusstsein, keine andere sein konnte als die große, schwere, alte Holztür, die mit Schnitzereien von Heiligen den Internatskomplex von der Außenwelt abschirmte – wie die Pforte zur Hölle.

Und da mir in diesem Moment, als ich an meinem Schreibtisch sitzend mein neues Leben grundierte, mein Kater Joker auf den Teppich pinkelte, zeichnete ich zudem eine Katzentür, denn ich wusste: Joker musste ein Zimmer in meinem Kopf haben.

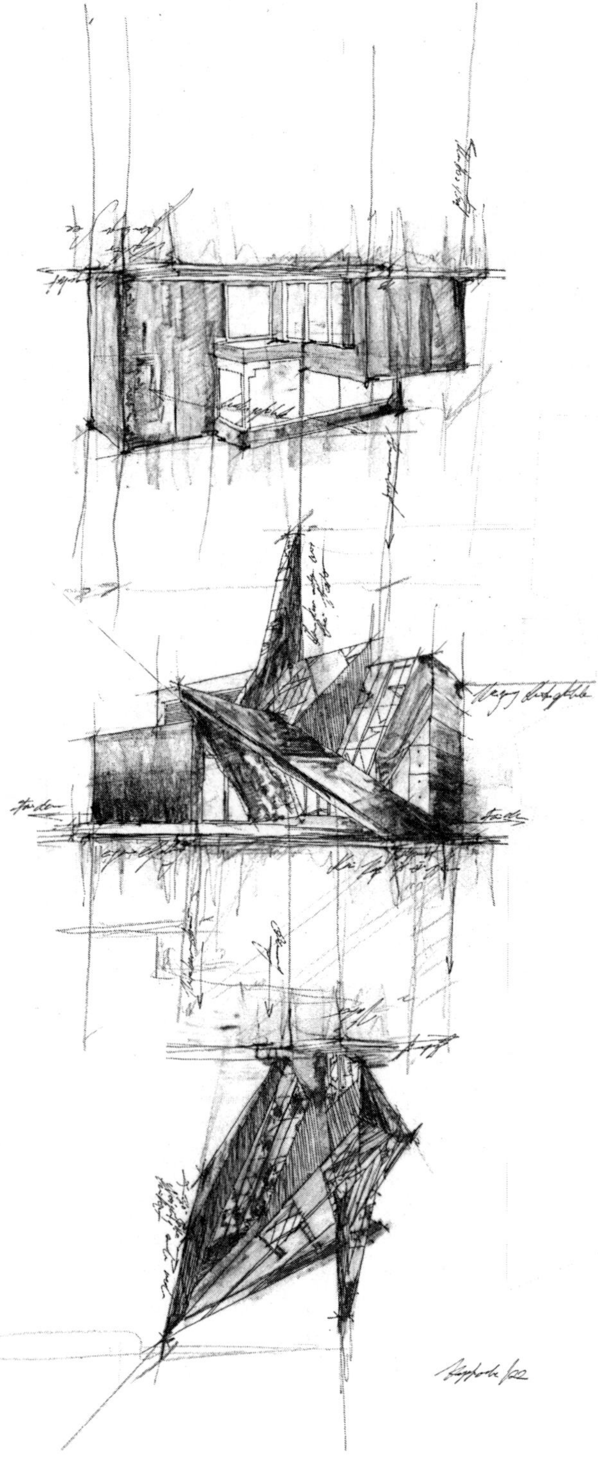

Die Fahrt

Wenn du stirbst, sitz' ich an deinem Grab,
ob in Regen oder Wind,
sitzt an deinem Grab das Kind,
das deinen Tod niemals vergab.

Ich weiß noch: Ich sitze im Auto und schreibe. Mein Vater hat die gesamte Fahrt, die immerhin schon vier Stunden dauert, nicht ein einziges Wort zu mir gesagt. Zweimal fluchte er über Autofahrer, die ihm die Vorfahrt genommen haben, beim zweiten Mal bremste er so stark, dass ich mir den Kopf am Vordersitz angeschlagen habe. Es blutet ...

Es ist ein verregneter Herbsttag und passenderweise Freitag der Dreizehnte, als ich zum Internat gefahren werde. Einen Tag nach der Beerdigung meiner Mutter, ich bin sieben Jahre alt und mir ist eiskalt, da mein Vater das Fahrerfenster trotz des Regens geöffnet hat, um rauchen zu können.

Ich habe ihn noch nie zuvor rauchen gesehen.

Meine Koffer, die wackelig neben mir auf der Rückbank hin und her tanzen, sind riesengroß. Mein Vater hat einfach alles aus meinem Kinderzimmer, was er für brauchbar hielt, in die beiden alten Lederkoffer von Großvater gestopft, die ich so liebe. Vorher standen sie mit hochgeklapptem Deckel an meinem Fenster und dienten mir als kleine Leseecke.

Früher war ich so klein, dass sie das perfekte Versteck waren, beim Spielen oder wenn sich meine Eltern stritten, wobei ich sie nur im äußersten Notfall zuklappte, da ich sie nur sehr mühsam wieder auf bekam.

Ich erinnere mich, dass ich mit fünf Jahren einmal zwei Stunden mit dem zugeklappten Deckel kämpfte. Todesangst stand ich in diesem Ledergefängnis aus und als ich völlig außer Atem und weinend schließlich von meiner Mutter befreit wurde, erklärte sie mir, dass wir deswegen nie verreisen, weil die Koffer so gefährlich seien. Später erfuhr ich, dass außer diesen zwei Koffern nichts von meinem Kinderzimmer übrig bleiben sollte.

Und mein Blut fließt in die Erde,
weil es deines so vermisst,
bis auch ich gemächlich sterbe,
und das Kind sich ganz vergisst.

Wir fahren ab von der Autobahn und der Regen wird stärker, die linke Schulter meines Vaters ist vollkommen durchnässt und seine Zigarette schon lange aus, doch er zieht unbeirrt weiter an ihr, als wäre die Geste wichtiger als der Effekt. Wir fahren über Landstraßen und auf Serpentinen durch die Berge, durch Dörfer mit mir fremden Namen, bis wir irgendwann tanken müssen. Mein Vater schaltet den Motor aus und schnauft dreimal durch, es klingt ein bisschen wie ein Bär. Er dreht sich zu mir um, schaut mich an, nimmt ein Taschentuch und wischt über das längst getrocknete Blut auf meiner Stirn, wortlos, wie eine Angewohnheit aus alter Zeit.

Dann steigt er aus.

Das Kind starrt in die Leere und sagt: Nimm doch bitte lieber mich!
Und ist auf der Stelle tot,
ich bin auf der Stelle tot,
was bleibt, ist ein Mensch ohne Ich.

Die drei Strophen sind der einzige Eintrag in meinem Tagebuch, beziehungsweise in dem Buch, das mein Tagebuch werden sollte. Stunden habe ich danach im Keller gesucht und es tatsächlich in einem der beiden Lederkoffer von Großvater gefunden.

Seltsam, ich war der festen Überzeugung, mehr Einträge vorzufinden. Ich bin gerührt und verstört von diesem ersten traurigen Gedicht aus Kindertagen, aber es ist gleichermaßen eine Bestätigung meines Vorhabens und ich beschließe, meinen Weg weiter genauestens zu dokumentieren und – im Gegensatz zu meinem Vater – nicht alleine zu gehen.

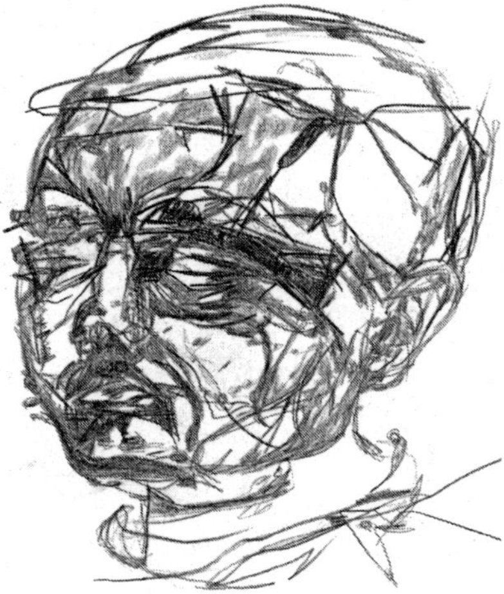

Die Suche nach einem Kopfführer

Ich suche mir aus dem Internet die Adresse des nächstgelegenen Psychotherapeuten und drucke mir die Wegbeschreibung zu Frau Professor Doktor Wundt aus.

Wenn sich jemand mit Köpfen auskennt, dann die, denke ich mir und bin zuversichtlich, die richtige Entscheidung getroffen zu haben.

Auf ihrer Internetseite sitzen in einem großen Banner die drei Affen: nichts sehen, nichts hören, nichts sagen.

Vielleicht ein Ausdruck ihrer therapeutischen Grundphilosophie, denke ich mir und lache, weil ich mir die Affen als Therapeuten vorstellen muss.

Zweifel überfallen mich, schreien mir plötzlich, mit der Stimme meiner Mutter, ins Gesicht. „Was denkst du dir eigentlich dabei?! Läufst du da einfach rein und erzählst einer völlig Fremden vom Plan, deinen Kopf zu renovieren? Für wen hältst du dich?! Wen geht das eigentlich was an, was damals passiert ist?“

Ich werde unruhig, zögere, zum Telefon zu greifen. Vielleicht hält sie mich für verrückt, vielleicht ist sie nicht qualifiziert genug, vielleicht bin ich nicht vorbereitet genug? Und trotzdem bin ich sicher, Hilfe zu brauchen.

Wahrscheinlich hat sie bereits denn richtigen Tintenfleck zur Hand oder hat solche Fälle zu Hunderten behandelt und hat ein Kopfmodell für jede Art von Mensch, beruhige ich mich.

Joker sagt zu all meinen Bedenken nichts und schläft auf meinem Bett weiter, als ich mich auf den Weg mache, den Grundriss meines Hauses prüfen zu lassen.

Auf der Straße treffe ich meinen Nachbarn Herrn Niemöller, der seine tägliche Joggingstrecke in Angriff nimmt. Seine Erscheinung lässt sich in nur zwei Worten beschreiben: Jesus Christus. Seine langen Haare wehen im Wind.

Vermutlich war er zuvor bei einer Chorprobe oder Bibelstunde. Er ist ein Mensch, der selbst im Herbst noch Sandalen trägt – mit Socken. Sein Haus muss eine Krippe mit Esel und Ochsen sein, denke ich mir und grüße ihn höflich.

Er umarmt mich, wie immer, was ich, wie immer, nicht mag und in Schockstarre verfalle.

„Passen Sie auf, dass Ihnen nicht die Decke auf den Kopf fällt!", sagt er, zwinkert mir zu und entlässt mich aus seinem ungebetenen Klammergriff. Fröhlich pfeifend joggt er davon und lässt mich mit seinem Gedanken zurück.

Die Decke.

Die Decke von meinem Haus.

Warum sollte mir denn die Decke auf meinen Kopf ...? Was bedeutet es überhaupt, wenn einem die Decke auf den Kopf fällt? Vergleichbar wäre das vermutlich mit einem Blitz, der in mein Haus einschlägt. Ich beschließe, mir ist schon die Decke auf den Kopf gefallen, und beginne, mir das große Glasdach meines Elternhauses mit einem riesigen Loch in der Mitte vor Augen zu rufen. Scherben, die auf dem Boden verteilt liegen.

An der Bushaltestelle steige ich in den Bus ein und setzte mich neben einen Farbigen. Bestimmt ein Geflüchteter, denke ich mir und nicke ihm verständnisvoll zu. Bestimmt musste er eine Menge durchmachen bis er nach Deutschland gekommen ist, ob er überhaupt ein Haus hat? Oder streifen seine Gedanken und Gefühle jetzt frei durch die Sphäre? Vielleicht hat ihn der Verlust all seines Besitzes auch befreit und er lebt nun bewusster und instinktiver, als wir es heute gewohnt sind. Gleich einem Panther oder einem Zugvogel.

Home is where your heart is, lese ich auf einem abgewetzten Bändchen an seinem Handgelenk.

Vielleicht ist er ja auch überfordert und überwältigt von dem Chaos und dem Fehlen von Ordnung in seinem Kopf: immer wieder aufkommende Gefühlswellen und wirre Assoziationen zu unserer lauten, ihm fremden Sprache.

Ich biete ihm ein Hustenbonbon an, das er in bestem Hochdeutsch ablehnt, ohne mich anzusehen. Ich fühle mich von meinen Vorurteilen beschämt und schaue aus dem Fenster.

Es ist ein klarer Herbsttag, das Laub häuft sich in den Straßen und im Grunde sehen alle Menschen irgendwie unglücklich aus. Irgendwie, als wüsste keiner so recht, wohin mit sich, auch im Bus. Ein älterer Mann schwankt umher wie eine Boje, weil ihm keiner einen Platz anbietet, eine Dame klopft ihrem nicht still zu kriegenden Kind auf den Rücken und ein Jugendlicher schreibt in geschwungen Buchstaben einen Namen an den vorderen Sitz.

Alles wie immer, mehr oder weniger, sage ich mir, da packt mich ein kleiner Junge an der Hand und schaut mir in die Augen. Sein kleines Gesicht ist tränenüberströmt, er muss gerade erst eingestiegen sein oder war er schon die ganze Zeit da?

„Bitte bringen Sie mich nach Hause."

Ich will ihm antworten, aber es ist, als ob meine Zunge gerade in Tarifverhandlungen mit meinen Stimmbändern steht, ich bringe keinen Ton heraus.

„Bitte bringen Sie mich nach Hause!"

Der Junge weint immer kläglicher, aber außer mir scheint niemand ihn sehen zu wollen, die anderen Fahrgäste wenden ihren Blick ab oder schütteln nichtssagend ihre Köpfe.

Das Nächste, was ich höre, sind quietschende Reifen. Ein Aufschrei im Bus und dann dumpfer Schmerz, während der gesamte Bus in tiefes Schwarz gleitet.

„Bitte bringen Sie mich nach Hause ..."

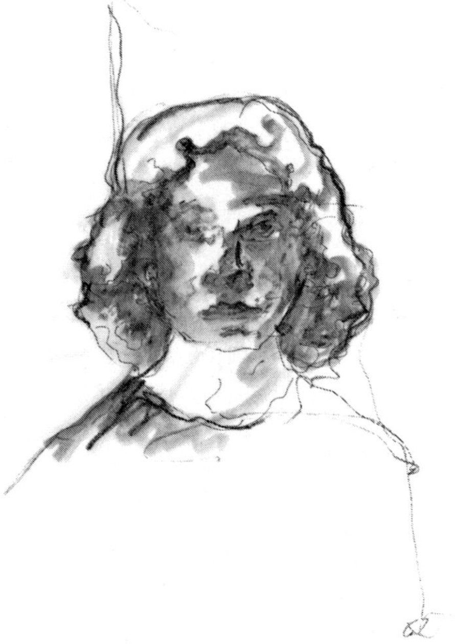

Einschulung

Ich erinnere mich sehr gut an das Internat, eigentlich sind es die ersten klaren Erinnerungen, die ich habe, die ersten, die ich über eine längere Abfolge hinweg richtig zuordnen kann.

Den ersten Monat habe ich mich fast ausschließlich in dem mir zugeteilten Zimmer verschanzt. Abwechselnd wurde ich von Panikattacken heimgesucht oder von Heulkrämpfen übermannt, die mich über Stunden ins Leere starren ließen, während sich ganze Meere aus meinen kleinen Augen ergossen.

Ich sprach nicht viel. Wenn ich überhaupt etwas sagte, dann war es: „Bitte bringen Sie mich nach Hause."

Die lange Phase der Einsamkeit, des Außenseitertums, hielt an: Ich war Bettnässer – beziehungsweise wurde Bettnässer – und so kam es, dass auch der freundlichste und gutmütigste Zimmergenosse irgendwann der Versuchung oder der Dynamik der Klasse unterlag, mich zu hänseln.

Nachdem ich sieben Mal das Zimmer hatte wechseln müssen, sah die Internatsleitung ein, dass ich mich nur schwer integrieren würde, wenn stets jemand Zeuge meines Bettnässens wäre. Man ersparte mir alsbald den Zimmergenossen, sodass ich in einem diskreten Rotationsschlafen in den zwei Zimmerbetten zwar im Nassen aufwachte, aber nicht darin einschlafen musste.

Morgens weckte mich immer die Reinigungskraft – eine alte Dame, deren Namen niemand kannte –, stumm und pflichtbewusst wie ein Zimmermädchen; oder eher wie ein treuer Geist, dem noch nicht gestattet wurde zu gehen. Und obwohl ich oft allein mit ihr war, fand in den Jahren nicht ein ernstzunehmendes Gespräch statt. Ich weiß nicht, ob sie der deutschen Sprache nicht mächtig war oder ob sie schlicht nicht gerne sprach, nur ihre stahlblauen Augen erzählten mir von ihrem Leben, das sicher mehrere Bücher gefüllt hätte.

Zwischen uns herrschte ein stilles Einvernehmen, dass hier kein Platz war für Gefühlsseligkeiten oder größere Vertrautheit. Sie hatte lediglich die Aufgabe, Hunderte von Kinderseelen durch den Hades zu begleiten, sie zu wecken und ihnen ihre frisch gewaschenen Uniformen zu überreichen. In dieser Routine war ich nur ein Kind von Hunderten, Geborgenheit hatte ich von ihr nicht zu erwarten.

In dieser Zeit bekam ich monatlich exakt einen Brief von meinem Vater. Stets sehr förmlich. Anfangs hatte er mir erklärt, dass durch die viele Arbeit leider keine andere Option für meine Erziehung bestanden hätte als eben jene Hölle, in die er mich geschickt hatte. Flehte ich zunächst noch in diversen Briefen und verzweifelten Anrufen, die er nie annahm, darum, dass er mich abholen und nach Hause bringen solle, gewöhnte ich mich zunehmend an die Hitze und die Flammen meines persönlichen Fegefeuers. Den Hänseleien oder Prügeln konnte ich nichts entgegensetzen; ich begegnete ihnen mit absoluter Gleichgültigkeit, innerer Leere und Kälte, so dass meinen Peinigern schnell langweilig wurde.

Die meiste Zeit, aber vernahm ich den Geruch von aufkommenden Schwierigkeiten bereits sehr früh und hatte schon bald das perfekte Versteck gefunden: die Kleiderkammer.

Man kommt unter normalen Umständen nur ein einziges Mal

im Jahr an diesen Ort: wenn man seine Schuluniformen ausgehändigt bekommt. Als ich im Internat ankam, führte mich die alte Reinigungskraft mit mitleidigem Blick hinein. An den Wänden reihten sich deckenhohe, hölzerne Regale, in deren Fächern Schuhe, Hemden und Hosen gestapelt waren. Diese konsequente Ordnung gab einem das Gefühl, das kleinste Rädchen in einem riesigen System zu sein. Nachdem die alte Dame mit geübtem Blick meine Größe abgeschätzt und mir meine Klamotten für das nächste Schuljahr überreicht hatte, begleitete sie mich wortlos auf mein Zimmer.

Ich fand schnell heraus, dass, abgesehen von der Kleidungsausgabe, dort nur die anfallende Wäsche gereinigt wird – von einer Armada von Waschmaschinen, die stets in unterschiedlichem Schleudergang befindlich, eine seltsame Symphonie kreieren. Am späten Morgen verstummte das Orchester, so dass man sich mittags seiner Einsamkeit und Stille gewiss sein konnte.

Dieser dunkle Raum, mit seinen großen Regalen voll mit Schuhen, Hosen, Hemden und dem Geruch von Natronlauge übte eine magische Anziehung auf mich aus. Dass mich niemand hier finden konnte – abgesehen von der alten Reinigungskraft, die mich mit wenigen vielsagenden Blicken stumm duldete –, war sicherlich Teil dieses Magnetismus. Aber es war auch etwas anderes. Das Holz der Regale und des Bodens schien so lebendig, ich fühlte mich darin lebendig, es schien mit seinem unaufhörlichen Knarren und Knarzen die Geschichte dieses Hauses zu erzählen.

Die Kleiderkammer wurde meine Zuflucht und dort schrieb ich meinem Vater mit zunehmen ruhiger werdender Handschrift. Ich berichtete förmlich, wie ich Fortschritte machte. Begann, ihm von Freunden zu erzählen, die ich nie hatte, und von Exkursionen, die wir nie machten.

Und das „Bitte bringen Sie mich nach Hause“ in mir wurde immer leiser, bis ich zum ersten Mal diesen Traum hatte.

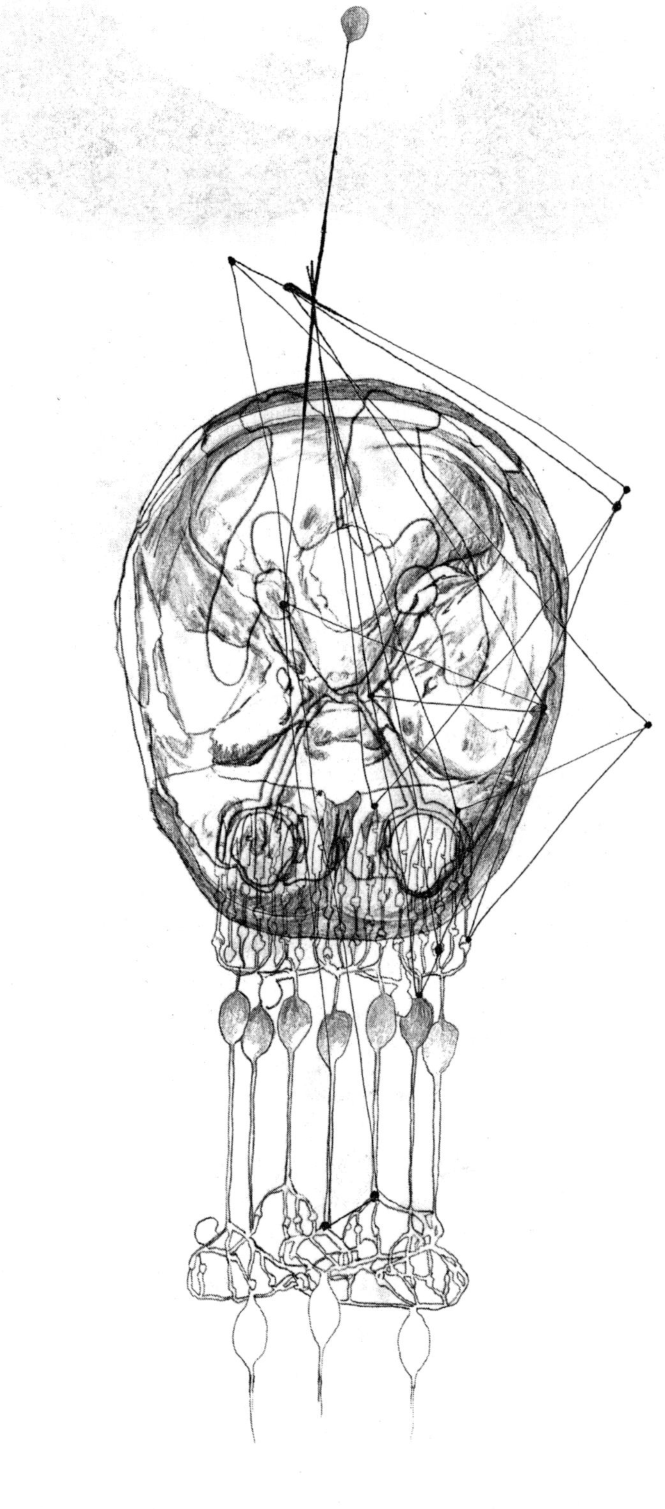

Koma

Ich hab in meinen Kopf geschaut, offen lag er vor mir,
ich hab an meinem Haus gebaut, zeichnete Räume auf Papier.

„Wo bin ich?“

Dass ein Mensch, der aus dem Koma erwacht, nach nichts Besserem zu fragen hat – das hätte ich mir nie träumen lassen. Aber wenn mit einem Schlag die wunderbare Traumwelt, die man sich geschaffen hat, auseinandergerissen und ersetzt wird durch helles Licht und schemenhafte weiße Gestalten, dann ist diese Frage vielleicht dennoch gerechtfertigt.

„Wo bin ich? Und wer sind Sie überhaupt?!“

Und dann kommt der Schmerz und mit dem Schmerz die Realität, mit der Realität die Abwesenheit des Traums und mit der Abwesenheit des Traums ... Melancholie.

Ein kleiner, südländisch aussehender Mann steht vor mir und erklärt mir, dass ich aufgrund meines kritischen Zustandes mehrere Tage ins künstliche Koma versetzt werden musste. Dass ich mich im Sankt Johannes Klinikum befände und sein Name Dr. Timur Gecer sei, ich ihn aber gerne Timur nennen kann.

„Wo bin ich, Timur? Was war das für ein Junge? Ist er verletzt?“

Ich erzähle ihm von meiner letzten Erinnerung, der Begegnung mit dem Bitte-Bringen-Sie-mich-nach-Hause-Jungen, der mich plötzlich an jemanden erinnert, den ich kennen sollte.

Der Doktor informiert mich, dass – mit Ausnahme von mir – alle Passagiere den Unfall gut überstanden hätten. Ein paar leichte Verletzungen, Quetschungen und Kratzer wurden festgestellt, aber nichts Ernsthaftes. Ich sei der Einzige mit schweren Verletzungen.

„Was ist überhaupt passiert?“

Timur schmunzelt, versucht aber, ernst und professionell zu bleiben: „Der Busfahrer musste eine Vollbremsung hinlegen, da aus dem Nichts ein aus dem Zoo ausgebrochener Braunbär auf die Straße lief.“

Ich bin mir nicht sicher, ob er wirklich *Braunbär* gesagt hat und nicht doch einen Hund meinte. Normalerweise würde ich über eine solche Unsinnigkeit lachen, aber meine Kopfschmerzen sind mittlerweile so unerträglich, dass ich nur ein debiles Lächeln aufsetzen kann.

Beim Versuch, mich aufzurichten, werde ich von Timur vehement gebeten, die Sache langsam anzugehen. Neben den diagnostizierten Verletzungen – einem Schädelbasisbruch und einer schweren Gehirnerschütterung –, die ich mir im Zusammenstoß mit einer Eisenstange zugezogen haben soll, wiesen meine Werte vielfältige Anomalien in der Schädelregion auf. Sie seien noch nicht genau klassifiziert worden und bedürfen weiterer Analysen. Es bestünde der Verdacht einer sogenannten *Raumforderung*. Ich solle mich ausruhen und nichts überstürzen, für heute wäre aktives Atmen schon ein großer Schritt. Je nach Heilungsverlauf stünden mir jedoch noch zwischen zwei und drei Wochen Aufenthalt bevor.

„Soll ich jemanden für Sie anrufen?“

Ich schüttele den Kopf, was ich kurz darauf bereue, da sich der Schmerz nun noch großflächiger ausbreitet und lege mich hin. Der Arzt verabschiedet sich freundlich und lässt mich allein.

Etwas ist in meinem Kopf. Ich wusste es ... eine Anomalie. Eine Raumforderung!

Mein Gemütszustand wechselt zu einer an Hysterie grenzenden Euphorie. Für einen Augenblick fühle ich mich besonders, geradezu außergewöhnlich und finde in der Diagnose von Dr. Gecer fast eine Bestätigung für die erfolgreich angegangene Renovierung und Skizzierung meines Innenlebens. Meine Zehen wackeln unkontrolliert vor Aufregung und mein rechtes Augenlid zuckt, als würde es Beifall spenden wollen.

Doch schlagartig wird mir bewusst, dass mein Glücksgefühl fehl am Platz ist. Dass eine Anomalie im Schädel von einem Tumor über einen Knochensplitter bis zu einem Fremdkörper alles Mögliche sein kann, nur sicher nicht der Plan, sein Leben neu zu beginnen.

Ich versuche, mich zu beruhigen. Versuche, mich zu erinnern.

Eine Anomalie. Eine Raumforderung. Timurs Tumor.

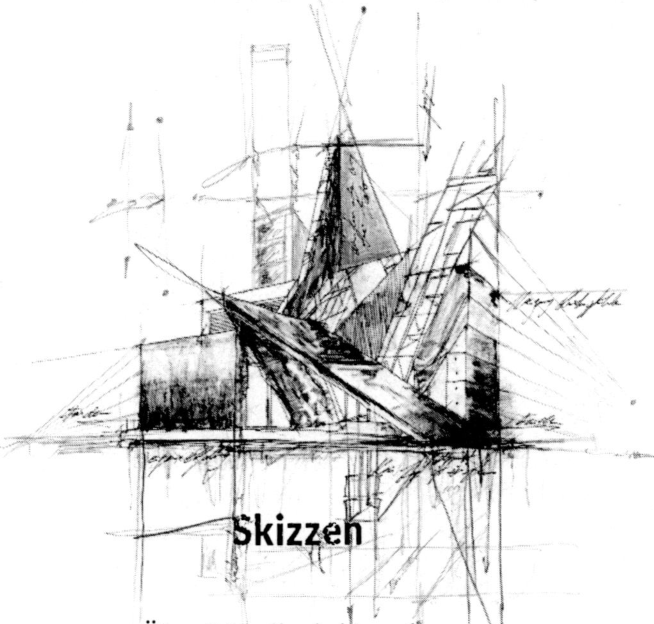

Skizzen

„Über dich sollst du hinausbauen.
Aber erst musst du mir selber gebaut sein,
rechtwinklig an Leib und Seele.
Nicht nur fort sollst du dich pflanzen, sondern hinauf!“
FRIEDRICH NIETZSCHE

Die meiste Zeit im Krankenhaus, nachdem ich mich meiner Hände wieder zuverlässig bedienen kann, verbringe ich mit zeichnen. Mit zeichnen und wieder zerreißen, skizzieren und wieder radieren. Ich konzipiere einen Entwurf nach dem anderen, Zimmer für Zimmer nimmt Gestalt an, Möbelstück für Möbelstück, Detail für Detail.

Aber so viel ich auch zeichne: Der Gedanke an das Fremde in meinem Kopf lässt mich nicht los, lässt mich nachts nicht schlafen. Ständige Alpträume rauben mir den Schlaf. Oft wache ich schweißgebadet auf, die Skizzen meiner Räume ganz fest an mich gepresst, als wolle ich sie vor jemandem oder vor irgendetwas beschützen.

Ich denke viel an den Jungen aus dem Bus, krame in meiner Erinnerung und finde, was ich nicht gesucht habe: ein Mädchen.

Manchmal frage ich mich, ob mein Gehirn falsch vernetzt ist. Das war schon vor dem Unfall so: Auf der Suche nach meinem Schlüssel finde ich meinen Impfpass. Wenn ich Joker füttern will, finde ich die leere Katzenfutterdose von gestern im Schrank und im Müll dann meinen Schlüssel. Freudsche Verdreher nennt man das, glaube ich.

Nun also ein Mädchen.

Wie ich sie vergessen konnte, ist mir schleierhaft, so klar halte ich jetzt im Zimmer meiner Erinnerung das Foto meiner alten Freundin in Händen: Lea. Die vielleicht einzige Freundin, die ich je hatte.

Um mich von meinen Schmerzen abzulenken und um nicht verrückt zu werden, besuche ich regelmäßig die Kinderstation und bringe den kleinen Patienten Origami-falten bei. Nun gut, ich *versuche*, ihnen Origami-falten beizubringen, denn die meisten Kinderhände sind so ungeschickt, dass die Tiere eher wie, nun ja, Papierknollen aussehen.

Wie schon im Tierheim falte ich auch hier jedem Kind ein Tier passend zu seinem Gemüt: Hasen, Schildkröten, Drachen, Faultiere.

Seltsamerweise freuen sich die meisten Kinder über Origami-Krebse. Die passen weniger zu ihrem Gemüt als vielmehr zu ihrer Krankheit, aber das scheint sie nicht zu kümmern. Wie Trauer und Freude so nah beieinander sein können.

Auf dem Weg zurück in mein eigenes Krankenbett beschließe ich, dass meine inneren Räume für Trauer und Freude in unmittelbarer Nähe zueinander sein müssen.

Plötzlich kommt mir ein Gedanke. Wie ein Fieber überfällt er mich. Ich renne die Flure entlang auf mein Zimmer, reiße Papier und Bleistift aus meinem Beistelltisch, und zeichne, zeichne so heftig, dass die Infusionsnadel in meiner Armbeuge beginnt, Blut zu ziehen. Aber ich weiß: Ich muss diesen Gedanken zu Papier bringen, jetzt!

Es ist weniger ein Raum, eher eine Treppe. Eine Treppe, die der des Klinikums sehr ähnelt und die in den Keller führt. Am Fuße der Treppe ist eine riesige, massive Eisentür, die dem Eingang eines Weltkriegsbunkers ähnelt, sehr dunkel, aber konzipiert, um über Jahre den Zugang zu Zuflucht und Schutz zu bieten.

Ich atme auf, setze den Stift ab und lächle, als hätte mir die hereineilende Schwester Lachgas verabreicht. Mein Zimmernachbar, der in Sorge um mich die Notklingel betätigt hat, fragt mich, was denn in mich gefahren sei.

Gelassen erwidere ich: „Nichts."

Doch das Etwas in meinem Kopf ist nun in einem Zimmer eingesperrt. Ein Zimmer im Keller. Ein Zimmer mit einer dicken Eisentür. Verschlossen. Versteckt im tiefsten Untergeschoss meines Hauses.

Die Schwester fragt, warum in aller Welt ich nun unbedingt eine Gefängniszelle malen musste, als sie meinen Entwurf sieht. Ob ich nicht wisse, dass ich im Bett bleiben solle, dass sie mein Engagement für die Kinder zwar bewundere, aber ...

Ich höre nicht zu. Beseelt von meiner Skizze und der Gewissheit, dass nun das Schlimmste überstanden ist. Das Schlimmste überstanden sein muss.

Die Schwester verlässt den Raum, auf dem Flur höre ich sie mit einer Kollegin lachen: „Entwarnung, Inge, der Verrückte von Zimmer 7B hat wieder gewütet. Wollte wohl mal mit seinem eigenen Blut ein Häuschen malen."

Dieses abscheuliche Krankenhaus, das mich noch eine ganz verfluchte Woche hierbehalten will, denke ich. Ein Kinderfriedhof, ein klinisches Fegefeuer. So muss es hinter der Eisentür im Keller aussehen: ein Krankenhauszimmer und ein Krankenbett und darin ein widerwärtiges Etwas an Maschinen angeschlossen, festgeschnallt und eingekerkert und gequält von der lachenden Stimme, die vom Flur durch die Ritzen der Tür hindurchsickert wie fauler Nebel.

Es sind die Krankenhäuser, die die Menschen krank machen. Da liegt so ein Geruch von auf den Tod wartenden Menschenhüllen in der Luft.

Im Radio läuft *Kopf verloren* von Peter Fox. Ich kann mir ein Grinsen nicht verkneifen und singe leise mit, um meinen mittlerweile schlafenden Zimmernachbarn nicht zu wecken.

„Ohooo, halt mich fest, weil ich mich sonst verlier'!
Nur mit dir find' ich den Weg zurück zu mir."

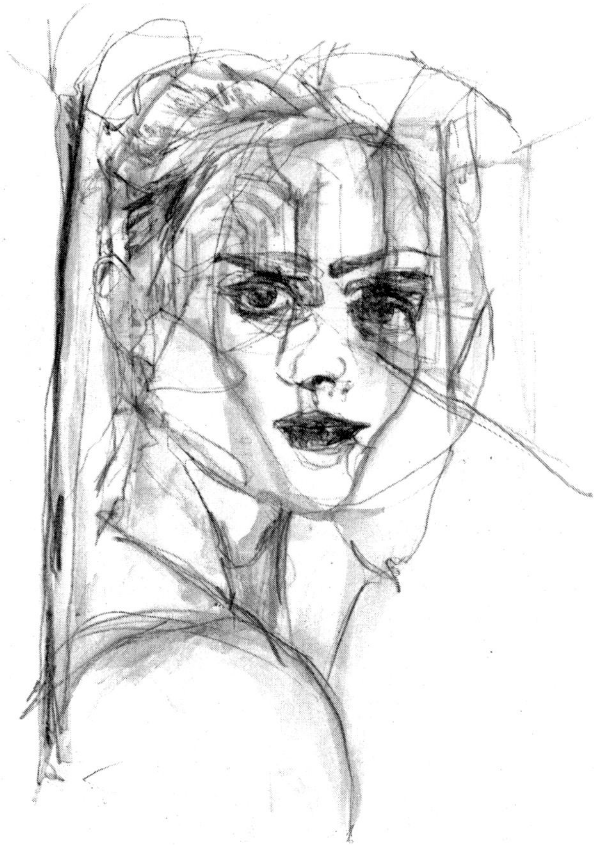

Lea

Es war Ende des ersten Jahres im Internat und trotz meines Versteckes hatte sich an der Grundsituation nicht viel verändert. Bettnässer. Außenseiter. Heimweh.

Meine Leistungen waren weder gut noch schlecht, und grade im Schreiben verbesserte ich mich. Ich versuchte, mich anzupassen. Zwar waren die Panikattacken und Heulkrämpfe zurückgegangen seitdem ich mich in mein Versteck zurückzog, aber alles in allem war ich ein mittlerweile achtjähriger, unglücklicher Junge, dessen Mutter gestorben war und dessen Vater sich kaum bei ihm meldete.

Unglückliche Kinder sind auf einem Internat sicher keine Seltenheit. Immer wenn der Postbote durch die große Holztür trat, wurde er mit sehnsüchtigen Blicken wie der Weihnachtsmann empfangen.

Ich muss zu den Unartigen gehören, dachte ich, denn sonst würde mir mein Vater sicher öfter schreiben. Zunächst sah ich die Schuld bei mir, aber nach einiger Zeit lernte ich, sie ihm zu geben und meinen Vater für mein Leid verantwortlich zu machen.

Dann kam der jährliche Elterntag, an dem die Schüler traditionell kleine Vorführungen und Arbeitsproben des Gelernten darzubieten hatten. Alle wuselten wie Bienen aufgeregt durchs Internat, versuchten Texte zu memorieren, übten Lieder, putzten Tische und Säle, während die alte Reinigungskraft rauchend im Hof stand und über diesen Irrsinn den Kopf schüttelte. Die geballte Energie von Kindern, die sich nach der Liebe und Aufmerksamkeit ihrer Eltern verzehrten, ließ sie immer das Weite suchen. Sie wusste, der eine Tag würde sie am nächsten nur noch verwundeter zurücklassen.

Mir war klar, dass mein Vater nicht kommen würde. Er hatte mir eine Woche zuvor geschrieben, dass die Arbeit ihm „leider keine anderen Termine" ermöglichte, er aber sicher wäre, dass ich seine Abwesenheit nachvollziehen könne. Dennoch hoffte ich auf die kleine Chance, dass er vielleicht trotzdem Zeit finden würde. Dachte daran, dass er mich überraschen könnte.

Als nach einigen Stunden bereits wieder die ersten Autos fuhren, gab ich auf, machte mich wütend auf den Weg in die Kleiderkammer, um einen Brandbrief zu verfassen, dass ich ihn nie wiedersehen wollen würde, dass er für mich ebenso gestorben sei, wie Mutter, aber als ich die Tür öffnete, war bereits jemand im Zimmer: Lea.

Ein kleines Mädchen mit nussbraunen Haaren, vielleicht etwas jünger als ich, war damit beschäftigt, sämtliche Schuhpaare an ihren Schnürsenkeln zusammenzuknoten. Sie bemerkte mich in ihrem Eifer gar nicht. Leise ließ ich die Tür zurück ins Schloss gleiten und beobachtete, wie sie vor sich hin murmelte, als würde sie Selbstgespräche führen. Sie schien über irgendetwas noch erboster zu sein, als ich es über das Ausbleiben meines Vaters war.

Ich war nicht daran gewohnt, Gesellschaft zu haben, aber noch weniger wollte ich wieder nach draußen zu den anderen, und so entschloss ich mich zu bleiben und hörte ihr zu.

„Ich weiß, dass du das Haus nicht verlassen kannst, ich weiß, dass du sonst tot umfällst, ich weiß, dass du dafür nichts kannst!"

Sie knotete so heftig, dass manchmal ein Schnürsenkel abriss, bevor er sich überhaupt verknoten ließ.

„Du sagst, die Außenwelt ist gefährlich für dich, du sagst, dein Körper ist sehr anfällig für Krankheiten, du sagst, man muss sehr aufpassen, was man mit ins Haus nimmt, wen man mit ins Haus nimmt!"

Wütend warf sie die Knoten-resistenten Schuhe gegen die Wand und griff zum nächsten Paar.

„Ich musste dir versprechen, vorsichtig zu sein, ich musste dir versprechen, ordentlich zu sein, ich musste dir versprechen, Rücksicht zu nehmen. Und trotzdem hast du mich fortgeschickt! Du bist eine scheiß Mutter! Eine verfickte Drecks-Rabenmutter! Ein schwaches, abgemagertes Gerippe! Warum hast du mich fortgeschickt?! Du hast dir so sehr gewünscht, mich zu haben, hast du gesagt! Du warst so glücklich, mich zu haben, hast du gesagt! Und mir trotzdem nie die Wahl gelassen, anders zu sein, als es für dich gut war. Und jetzt, wo ich einmal, ein einziges Mal anders war ... Ich hasse dich! Ich wünschte, du wärst tot! Ich wünschte, ich wäre nie geboren!"

Noch ein Schuh wollte seinen Zweck nicht erfüllen und wurde von ihr durch den Raum geschmettert, nur diesmal nicht gegen die Wand, sondern mitten in mein Gesicht. Ich schrie auf vor Schmerz und sie entdeckte mich.

Unsere Augen trafen sich und in diesem Moment, in dem sie von ihrer Mutter und ich von meinem Vater im Stich gelassen worden war, in dem meine Nase blutete und sie vor Jähzorn überquoll. In diesem Moment, in dem wir beide nicht mehr alleine weiterleben wollten, wurden wir die besten Freunde, die man sich vorstellen kann.

Es war, als hätten wir im Anderen eine Antwort auf das beschissene Leben gefunden, das wir unser eigen nannten. Einen Zeugen für die Ungerechtigkeiten, die uns widerfahren waren. Einen Verbündeten gegen das Regime des Internats und die Tyrannei der fehlenden elterlichen Zuneigung. Einen Leidensgefährten.

Wir erzählten uns alles an diesem Elterntag und es war, als kannten wir einander, als hätten wir uns vermisst, wie ein auf der Straße liegender Handschuh seinen in der Manteltasche wartenden Zwilling.

Bis in den Abend, bis in die späte Nacht hinein redeten wir über alles, obwohl wir längst auf unseren Zimmern hätten sein müssen, teilten unsere Ängste, verfluchten unsere Eltern, verschworen uns gegen das Internat und als am nächsten Morgen die Wäsche gemacht werden sollte, ließ sich die Tür kaum öffnen, weil die gesamte Kleiderkammer einem riesigen Spinnennetz aus Schuhen, Hemden und Hosen glich, das wir über Stunden gemeinsam gewebt hatten.

Lea. Ohne sie hätte ich das Internat vermutlich nicht überstanden. Sie sagte mir irgendwann später einmal, sie hätte die Schuhe eigentlich zusammengeknotet, um an ihnen aus dem Fenster zu klettern oder um sich daran aufzuhängen. Also war ich für sie wohl auch eine Art Rettungsleine gewesen.

Wir wurden unzertrennlich. Nachts stahl sie sich zu mir ins Zimmer, um mit mir aus der Bibliothek gestohlene Bücher zu lesen oder bis in die Morgenstunden Karten zu spielen. Dadurch bekam ich auch mein Bettnässen in den Griff, da ja jederzeit ein Mädchen zu Besuch kommen konnte, und auch mein Selbstbewusstsein wuchs Tag für Tag.

Ich lernte, meine Wut auf meinen Vater zu kanalisieren und sie für mich arbeiten zu lassen, ließ mir nicht mehr alles von meinen Mitschülern gefallen und bot meinen Peinigern von nun an die Stirn. Vermutlich hatte ich den Vorteil des Unterschätzten, denn nachdem ich die ersten Prügeleien, schreiend und tobend, für mich entscheiden konnte und erst von meinen Gegnern abließ, wenn ein Lehrer uns trennte, ließ man mich schließlich ganz in Ruhe. Man erzählte sich lieber tuschelnd, ich wäre nicht ganz dicht.

In den Mittagspausen trafen wir uns in der Kleiderkammer, die nun zu unserem gemeinsamen Versteck geworden war. Lea brachte mir Pflaster für meine aufgeschürften Knie mit und wir lasen uns die Briefe unserer Eltern vor. Berieten, wie wir darauf antworten sollten, ob wir überhaupt darauf antworten sollten. Schon bald beschlossen wir, aus Trotz gar nicht mehr zu schreiben und nicht mehr einem Leben nachzuweinen, das uns nicht vergönnt war, und uns stattdessen mit dem Leben zu arrangieren, das wir hatten.

Da waren wir grade mal zehn Jahre alt.

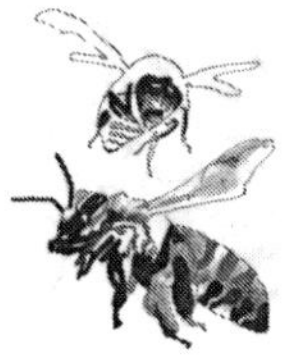

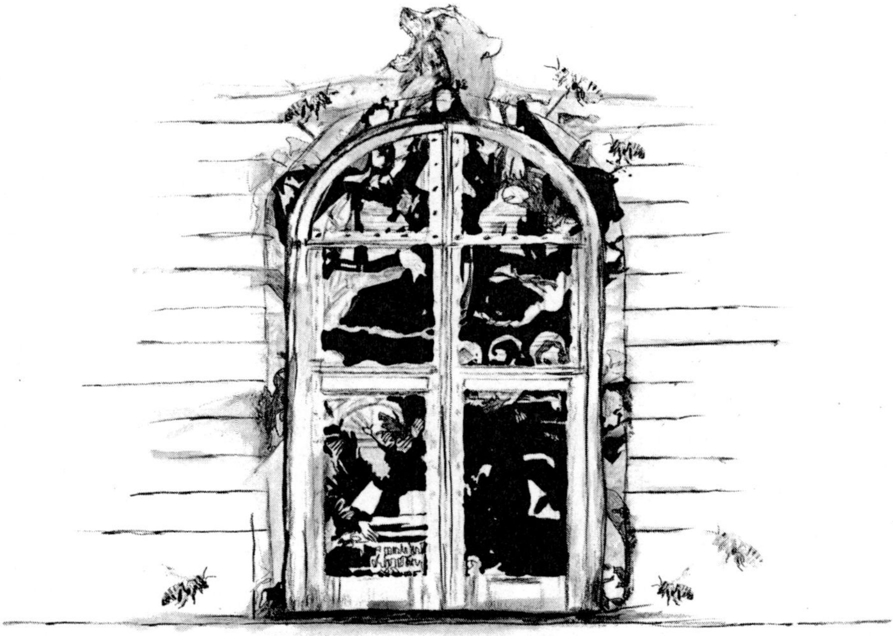

Zwischenbilanz

Heute bin ich 25 Jahre alt und wenn ich mein Leben zum jetzigen Zeitpunkt betrachte, teilt es sich vor meinen Augen in drei Teile: mein Leben mit meiner Mutter, mein Leben ohne meinen Vater, mein Leben mit Joker.

Und jetzt muss ich auch diesen dritten Teil als beendet ansehen.

Der Gedanke kam mir am dritten Tag in der Klinik. Wie ein Blitzschlag fuhr er mir durch den ganzen Körper und ich sprang aus meinem Bett. Mir war egal, dass ich grade eine Infusion bekam, mir war egal, dass ich keine Schuhe anhatte und nur einen Jogginganzug trug. Ich griff nach meinem Geldbeutel und meinen Hausschlüsseln, die auf dem Beistelltisch neben meinem Krankenbett lagen, und ging. Blut floss meinen Arm hinab, da mir die Nadel aus dem Arm riss, als ich das Zimmer verließ.

Ich hörte noch den Infusionsständer auf den Boden krachen und meinen aufgeschreckten Bettnachbarn panisch nach der Schwester klingeln, doch auch das war mir egal.

Man stellt es sich oft schwieriger vor, ein Krankenhaus zu verlassen, als es eigentlich ist. Niemand hielt mich auf, niemand fragte mich nach meinen Personalien und der Taxifahrer machte den Eindruck, als hätte er schon weitaus seltsamere Gäste befördert.

Ich starrte aus dem Fenster, wir passierten die große *Johannes der Täufer*-Collage an der Fassade des Klinikums, aber das Martyrium des Heiligen interessierte mich überhaupt nicht. Ich fühlte eine solche Leere in mir aufkommen, dass mir die Tränen liefen, noch bevor ich vorfand, was ich glaubte, zuhause vorfinden zu müssen.

Als wir das Ziel erreichten, gab ich dem Fahrer wortlos einen 50-Euro-Schein, er hatte mir die gesamte Fahrt über keine Frage gestellt und dafür war ich ihm dankbar. Barfuß, wie im Autopilot, lief ich zu meiner Haustür, steckte den Schlüssel ins Schloss, atmete noch einmal tief ein und aus, sah wie mein Atem kondensierte, drehte den Schlüssel und öffnete meine Wohnungstür.

Kein Geräusch war zu hören.

Mein pumpendes Herz und die fallenden Schneeflocken waren das Einzige, was ich wahrnahm, und die bittere Erkenntnis, dass es zu spät war.

Ich dachte an meine Mutter.

Die gleiche, seltsame Mischung aus Kälte und Leere hatte sich damals wie eine Decke um mich gewickelt, als ich ihren toten, leblosen Körper vor mir liegen sah. Die gleiche Taubheit, die mich vor den wütenden Schreien und Schlägen meines Vaters schützte. Die klare Gewissheit, dass nun etwas Neues beginnen und etwas anderes unwiederbringlich vergangen sein würde. Die Frage war also nicht mehr ob, sondern wo ich es fand. Das Neue und das Vergangene.

Ich war es gewohnt, ein notorisches Maunzen zu hören, sobald der Schlüssel sich im Schloss drehte. Ich war es gewohnt, eine schlanke, geschmeidige Bewegung um meine Beine zu spüren, während ich mir die Schuhe auszog. Ich war es gewohnt, dass sich das Maunzen in ein Schnurren wandelte, sobald ich ...

Der Mülleimer war umgeworfen. Das war nichts Ungewöhnliches. Das ist der erste Trick, den eine Katze lernt, um an Essen zu kommen, wenn der sie versorgende Mensch gerade zu faul oder zu vergesslich ist. Aber in diesem Moment symbolisierte der verstreute Müll für mich den verzweifelten Überlebenskampf, der hier geführt worden war.

Mit einem Knall flog die Tür zu, Zugluft.

Doch das beunruhigte mich noch nicht. Ich suchte weiter, erinnerte mich an das eine Mal, als mir eine vierbeinige Katzenfutterdose entgegenkam, als ich nach Hause kam.

Du kriegst den Hals nie voll genug, was?, dachte ich damals und lachte und befreite ihn aus seiner misslichen Lage.

„Du hast sie im Stich gelassen, enttäuscht! Deine Verantwortung nicht erfüllt!", schreit plötzlich die Stimme meines Vaters in meinem Kopf. „Du hast sie getötet!"

Im Schlafzimmer nur Urin und Kot, im Flur die Tapeten angekratzt, im Wohnzimmer, Bücher von den Regalen geworfen und Weingläser, die zersplittert auf dem Boden liegen, verzweifelte Versuche, Aufmerksamkeit zu bekommen. Als ich die Scherben notdürftig zusammenlege, weht mir plötzlich ein kalter Wind in den Nacken. Woher kommt diese Zugluft?

Ich gehe zurück in den Flur und gebe mich ganz der Kälte und Leere hin, lasse sie meinen ganzen Körper ausfüllen. Jede Zelle, jede Pore soll stumm werden. Dieser Lufthauch soll mein Wegweiser sein. Ich schließe die Augen und lasse mich ins Ungewisse führen.

Die Tür zum Keller ist offen.

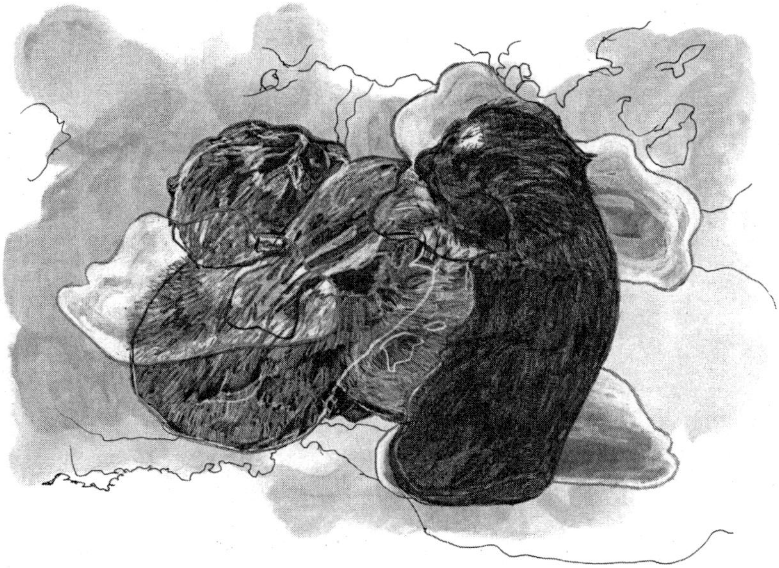

Joker

Ich erinnere mich: Ich bin sieben Jahre und gehe in die zweite Klasse meiner Grundschule. Es ist ein wunderschöner Sommertag und ich und meine Mitschüler sitzen im Bus und fahren in den Zoo.

Ich bin sehr aufgeregt, denn Tiere sind für mich das Größte und gerade den großen Tieren so nah zu sein, ist etwas ganz Besonderes für mich.

Unsere Lehrerin erklärt uns, dass wir zusammenbleiben müssten und dass wir nach zwei Stunden wieder zurück in die Schule fahren würden, falls also dennoch jemand verloren ginge, solle er am Eingang warten.

Dort angekommen, stürmen wir aus dem Bus und werden nur mit großer Mühe und vielen Ermahnungen zusammengehalten, so gespannt sind wir alle. An der Kasse bekommen wir noch etwas Futter für den Streichelzoo und los geht es.

Ich bin der Erste an jedem Gehege. Ich füttere die Schafe und Ziegen, ich schreie mit den Leoparden, kreische mit den Papageien und lache über die Kunststücke der Seehunde.

Irgendwann fallen mir die Gitter, Drähte und Zäune auf und ich bin verwirrt.

„Warum sind all die lustigen, tollen Tiere eingesperrt?“, frage ich meine Lehrerin. „Sie sind doch so glücklich und haben alles, was sie brauchen. Sie werden umsorgt, müssen sich um nichts kümmern, bekommen ihre Zimmer aufgeräumt und jeden Tag kommt Besuch, der sich unheimlich freut, sie zu sehen. Warum muss man sie in Käfigen halten?“

Bevor die sichtlich überforderte Lehrerin antworten kann, hebt mich jemand hoch: mein Vater!

Ich freue mich noch mehr, es ist vielleicht sogar der schönste Tag meines Lebens. Mein vielbeschäftigter Papa hat sich Zeit für mich genommen.

„Wollen wir uns den Braunbären ansehen?“, fragt er mich und ich schreie: „Ja!“, und die Lehrerin lässt mich dankbar ziehen.

„Papa, warum sind die Tiere eingesperrt? Müssen sie beschützt werden? Und warum leben wir Menschen nicht auch in so schönen Käfigen?“

„Tun wir doch“, erklärt mir Papa, „unsere Häuser sind nichts anderes als schöne Käfige und meine Aufgabe ist es, immer schönere und tollere Käfige zu entwerfen, damit den Menschen auch nicht langweilig wird. Damit sie nicht merken, dass sie trotz allem gefangen sind.“

Er wird ein wenig nachdenklich und ich verstehe nicht, was er meint. Ich habe den tollsten Papa der Welt, denke ich mir, und all die Tage an denen er so viel zu tun hat, sind vergessen, denn er, der größte Käfigbauer von allen, hat sich Zeit für mich genommen, nur für mich.

Dann sehe ich den Braunbären. Oder das, was der Braunbär sein sollte, aber es ist eher eine braunbärenhafte Hülle mit leeren, traurigen Augen und ungepflegtem, zerzaustem Fell. Er wirkt nicht glücklich. Eher panisch und gehetzt und gibt traurige Laute von sich.

„Er müsste doch glücklich sein“, sage ich zu meinem Vater,

„warum läuft er immer nur auf und ab?“ Ich fange an zu weinen.

Mein Vater lacht gezwungen. „Was ist denn los, gefällt dir der Bär nicht?“

„Papa, warum ist der Bär so traurig? Er hat doch alles, was er braucht, so wie die anderen Tiere?“

„Vielleicht will er nichts davon, hat nie etwas davon gewollt“, sagt mein Vater mit einem veränderten Tonfall, der sehr verbittert klingt, und ich spüre seinen Blick in meinem Rücken. Er meint nicht den Braunbären, das weiß ich schon damals.

Ich schaue in die großen traurigen Bärenaugen und das Tier in meine und es ist mir, als würde ich ihn kennen, diesen vom Leben gezeichneten Körper, der sich nach dem Tod sehnt.

Mein Vater bringt mich zurück zur Lehrerin und erklärt mir, dass er wieder zur Arbeit muss. Die Wolken verdunkeln sich und wir werden wieder in den Bus gebracht, weil ein Gewitter im Anmarsch ist – obwohl wir noch eine halbe Stunde Zeit hätten.

Noch auf dem Weg zur Schule beginnt es zu regnen und ich denke über meine Begegnung nach. Vielleicht würde dem Bären ein anderes Zuhause schon helfen, eine neue Bärenhöhle? Oder er vermisst seine Freunde, seine Eltern? Mir fällt eine Redewendung ein, die mein Vater ständig über meine Mutter zitiert. *Sie ist nur noch der Schatten ihrer selbst.*

Ich weiß damals nicht, was das heißt, aber plötzlich denke ich, dass sich der traurige Bär vielleicht auch andere Eltern gewünscht hat oder in der Angst lebt, ihnen womöglich etwas Furchtbares anzutun.

Eine knappe Stunde später habe ich mich von meinen Schulfreunden verabschiedet und bin auf dem Heimweg. Mittlerweile regnet es heftig, aber das ist mir egal. Ich springe durch die Pfützen und singe vor mich hin: „Und diese Biene, die ich meine, nennt sich Maja …“

So wie meine Mutter es mir immer vor dem Einschlafen singt, wenn sie nicht gerade „im Kopfkino“ ist, wie sie es nennt.

„Was ist das für ein Ort, Mama?“

„Das ist ein ganz geheimer Ort, mein Kleiner. Dahin kannst auch du dich jederzeit zurückziehen, wenn dir die Welt zu laut und zu groß und zu schrill wird. Nur du kannst dort hinein, sonst niemand. Und hier werden dir alle deine Lieblingsfilme gezeigt, so lange du sie sehen magst und es gibt Popcorn und Cola, so viel du magst."

„Wie finde ich mein Kopfkino, Mama?"

„Oh, das ist ganz einfach. Da musst du gar nicht auf die Suche nach gehen, denn wenn dir das Leben zu viel wird, dann findet das Kopfkino dich. Entweder es überfällt dich wie ein Traum und du wirst wissen, dass du jetzt da bist. Oder es passiert, wenn du so traurig bist, dass deine Tränen nicht mehr ausreichen und du so große Schmerzen spürst, die kein Mensch mehr aushalten kann. Dann denkst du dich in einen großen bequemem Sessel und stellst dir vor, wie sich der Vorhang langsam öffnet. Das ist Kopfsache, mein Kind."

Plötzlich höre ich durch den Regen ein leises Geräusch, ein kleines verzweifeltes Geräusch und versuche den Ursprung dieses Hilferufes ausfindig zu machen. Es dringt aus dem sogenannten Hexenhäuschen, in das vor Ewigkeiten der Blitz eingeschlagen sein soll, von dem sich aber alle Kinder erzählen, dass dort noch eine alte Frau wohnt, die zaubern kann.

Es schauert mich über den ganzen Rücken, aber ich bin schon zu nah in den Bannkreis des alten Mauerhauses getreten, seine verfallenen Steine rufen mich und ich suche weiter, bis ich endlich die Quelle des Wehgeschreis ausfindig gemacht habe. Es ist eine kleine, vom Regen schon aufgequollene Schachtel, die dort schreit, mit der Aufschrift:

Suchen liebevollen Besitzer

Die Box ist fast vollkommen mit Wasser gefüllt und als ich mich nähere, entdecke ich drei ertrunkene Katzenwelpen und ein verzweifeltes Häufchen Elend, das sich auf eine Insel von toten Geschwistern gerettet hat.

Ich blicke in die grünen Augen, mit dem weißen Fleck über dem rechten Auge und beschließe, dem kleinen schwarzen Kater ein schöneres Zuhause zu geben und ihm Vater und Mutter zu sein.

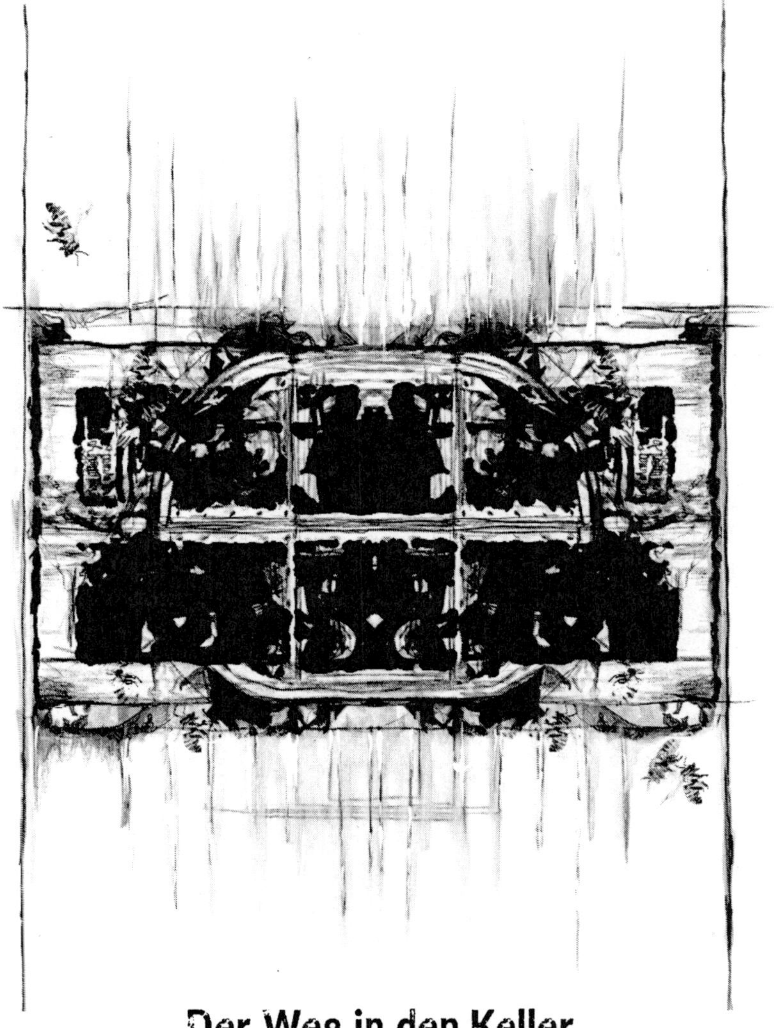

Der Weg in den Keller

Eine leichte Brise begrüßt mich, als ich durch die offene Tür, Stufe um Stufe, in die Dunkelheit gehe. Der Weg ist mir vertraut, auch wenn es Ewigkeiten scheint, dass ich ihn zuletzt gegangen bin. Auch bin ich bisher nie auf der Suche nach der sprichwörtlichen Leiche in meinem Keller gewesen, die mir so viel lieber gewesen wäre, als das kleine abgemagerte Häufchen Fell, das dort unten vermutlich irgendwo auf mich wartet.

Ich sehe die Hand vor Augen nicht, aber daran bin ich gewöhnt, da sich der Lichtschalter erst am Ende der Treppe befindet. Der Luftzug wird stärker, ich spüre ihn in meinem Gesicht, fühle die eiskalten Stufen unter meinen nackten Füßen.

Habe ich vielleicht doch ein Fenster aufgelassen?

Ein Funken dummer, panischer Hoffnung kommt in mir auf, bereit, sich an jedes noch so unrealistische Szenario zu klammern, das mir die Gedanken an den Tod meines treuen Begleiters vertreiben könnte.

Anfang November, vor über fünf Wochen, habe ich begonnen zu heizen, am Tag der Beerdigung meines Vaters, an diesem sonderbar kalten Herbsttag, der den ersten Schnee brachte.

So viel ist seither passiert. Ich habe mein Erbe angetreten und Origami-falten gelernt. Begonnen, mich meinen Träumen und meinen Traumata zu stellen.

Habe ich das wirklich?

Sind all diese Skizzen tatsächlich eine Begegnung mit meinen Ängsten, mit meiner Schuld oder laufe ich nicht immer noch weg vor dem, was passiert ist?

Etwas knirscht unter meinem Fuß.

Ich schrecke zurück, Tränen schießen mir in die Augen. Erneut lasse ich meinen Fuß sinken, aber ich finde keinen Widerstand, auch das Geräusch bleibt diesmal aus. Es müsste die vorletzte Stufe sein, doch sicher bin ich mir nicht. Zitternd strecke ich mich nach dem Lichtschalter aus, aber ich stehe wohl noch zu hoch. Noch ein Schritt.

Wieder knirscht es. Ich kann die Quelle des Geräusches nicht ausmachen. Meine Zehen tasten hektisch, wie eine witternde Hundenase, den Fußboden ab, doch entweder sind sie bereits taub von der Kälte oder ich bilde mir das alles nur ein.

„Was machst du hier? Fürchtest du dich vor deinem eigenen Haus, vor deinem eigenen Keller? Wie ein kleines Kind vor der Dunkelheit?“, höre ich die altbekannte Stimme sagen. „Reiß dich zusammen!“

Einen Fuß vor den anderen gesetzt und beherzt zugegriffen!

Und siehe da, unter dem Bett lauern keine Monster! Und im Schrank?

„Nein, Papa, bitte mach den Schrank nicht auf!“

Ich rutsche aus und falle auf den Rücken. Mir wird schwindlig, als mir Blut in den immer noch bandagierten Kopf schnellt. In der Dunkelheit taste ich wie ein Blinder nach dem dicken Stromkabel, das zum Schalter führen sollte, aber ich finde nichts.

Doch, etwas.

Ich greife danach und bereue es sofort. Schneidender Schmerz durchfährt meine Hand. Mühsam rappele ich mich auf und bemerke, dass der ganze Boden nass ist, vermutlich gefroren, was das körperlose Knirschen erklären würde.

Als ich wieder stehe, finde ich endlich das mit Spinnennetzen behangene Kabel und den Schalter. Ein erstes Blitzen von Neonröhren, so dass ich vor ihrem Licht die Augen schließen muss.

Mein Keller ist nicht besonders groß, eher ein kleiner Vorratsraum mit ein paar Regalen und einer Werkbank, die ich nie benutzt habe, seit ich vor sieben Jahren eingezogen bin. Darüber ein Kellerfenster, dessen untere Kante mit dem Boden draußen abschließt.

Ich blinzele vorsichtig und, sehe meine blutende Hand. Zu meinen Füßen Scherben, eine halbgefrorene Pfütze und von den Regalen geworfene Konserven. Schneeflocken wehen mir ins Gesicht, als ich das zersplitterte Fenster betrachte. Jemand ist in mein Haus eingebrochen.

Meine Gedanken rasen.

Ist Joker ausgebrochen, hat ihn jemand retten wollen?

Etwas ist in meinem Kopf.

Was ist denn bloß passiert? Vor mir auf dem Fußboden, zwischen den Fensterglasscherben entdecke ich einen Stein, den ich mit meiner unversehrten Hand aufhebe und begutachte.

Du gehörst hier nicht hin. Das ist falsch, das alles ist völlig falsch.

Ich nähere mich dem Fenster und finde, was ich nicht gesucht habe: Eine leere Schachtel und drei tote Katzenwelpen.

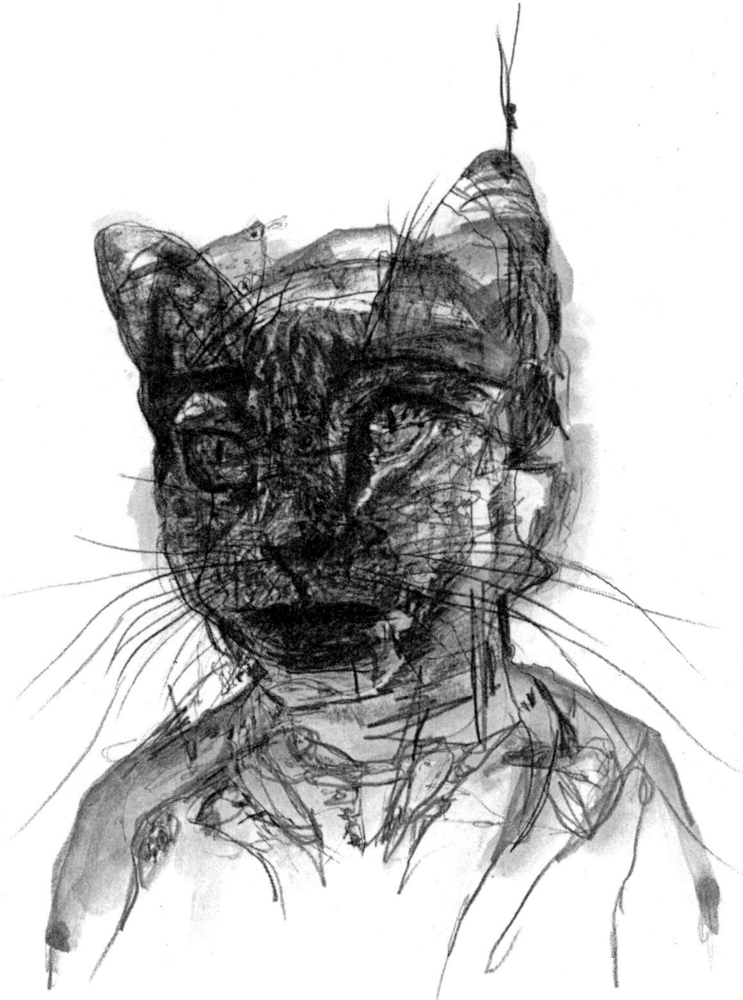

Fremdkörper I

Ich erinnere mich: Es ist mitten in der Nacht, und ich atme schwer.

In meinem Schlafanzug schleiche ich auf Zehenspitzen vorbei am Schlafzimmer meiner Eltern, husche vorsichtig den sterilen Flur entlang und schäme mich für meine Lüge. Schäme mich so, wie nur ein Kind sich schämen kann, wenn es seine Mutter angelogen hat. Aber neben der Scham ist da auch die Hoffnung, dass die Lüge nicht umsonst gewesen ist und dass der Zweck die Mittel heiligen wird.

Und da ist die unbändige Vorfreude, einen Gefährten zu haben. Ein Leben gerettet zu haben. Einen Freund, von dem nur ich weiß.

Kleine Kinderfüße nähern sich der großen Eisentür, von der ich weiß, dass meine Mutter sie nie und mein Vater sie nur selten geöffnet hat. Dahinter ist eine Treppe, die ins Ungewisse führt.

Und da ist Angst.

Ich ziehe mir meine Stiefel an und gehe hinab in die Dunkelheit, um den Schal zu holen, von dem meine Mutter glaubt, dass ich ihn auf dem Nachhauseweg verloren habe.

Ein Geräusch. Die Gewissheit, dass ich nicht zu spät komme. Jetzt muss es schnell gehen. Tür auf. Dreizehn Stufen. Kein Licht.

Der Mond scheint hell genug. Kleine Kinderhände tasten sich durch die Dunkelheit.

Es knirscht unter meinen Füßen. Der Keller ist riesig und voll von alten Möbeln, voll von alten Kisten. Voll mit einem vergangenen Leben, das älter ist als ich. Ich kämpfe mich durch die aufgehobenen Erinnerungen meiner Eltern: Hochzeit. Winterurlaub. Aussortiertes.

Leise höre ich den noch immer herunterprasselnden Regen und finde das Fenster, das kleine zersplitterte Fenster und die Box, die ich auf meinen roten Schal in den Fensterrahmen gestellt habe. Ich wusste, das Fenster wäre zu weit oben, um es zu erreichen und ich zu schwach, die Leiter zu heben. Ich wusste, der Schal wäre lang genug und in mir ... da ist Mut.

Nur ein Versuch.

Ich atme tief ein und konzentriere mich. Ich ziehe am Ende meines Schals, der in den Keller hängt, und die Box fällt mir entgegen. Die Körper deiner Geschwister fallen heraus, fallen zu Boden, wie die Regentropfen, aber du nicht.

Nein, dir habe ich ein Versprechen gegeben und ich werde es halten, werde dich halten. Ein kleines Maunzen und dein Rudern mit den Pfoten lassen mich dich im Sturz erkennen. Sekunden, die sich in Zeitlupe entfalten.

Ich hab dich.

Ich wickle dich in den Schal, verstecke dich unter meinem Schlafanzug, drücke dich sacht an mein Herz und mache mich auf den Rückweg.

Noch ist nichts gewonnen. Du musst jetzt sehr leise sein, so leise wie der Regen.

Es knirscht unter meinen Füßen. Dreizehn Stufen hinauf, die Stiefel aus, über den Flur am Schlafzimmer der Eltern vorbei und in mein Kinderzimmer.

Den Kleiderschrank auf, wo bereits eine kleine Schale Milch auf dich wartet. Du wühlst dich aus dem Schal und öffnest deine Augen zum ersten Mal.

Du schaust mich an. So wie ich noch nie angesehen wurde. Voll Dankbarkeit, voll Interesse.

Auf dem Boden vor dem Kleiderschrank liegt ein Kartenspiel, ich sehe die oberste Karte und nenne dich Joker.

Mein Joker.

Ich bin das glücklichste Kind, das ich werden konnte.

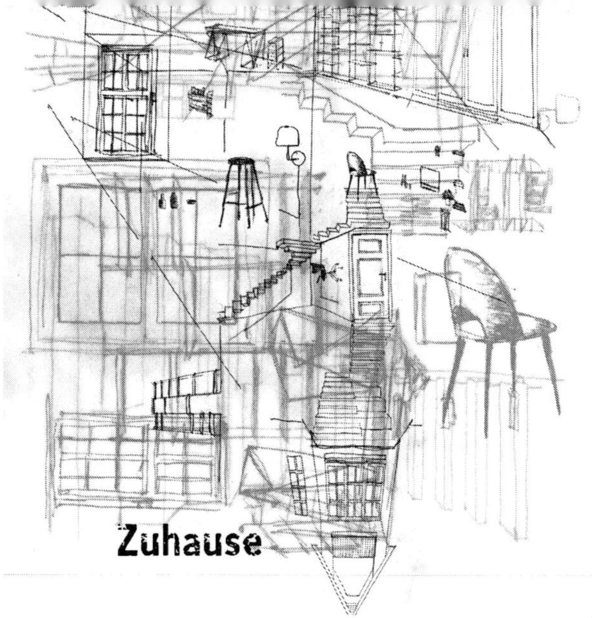

Zuhause

Eine Tür öffnet sich. Obwohl ich mir vorgenommen hatte, den Schlüssel dafür zu verlieren, öffnet sie sich.

Es ist wohl unmöglich, etwas bewusst zu verlieren, etwas bewusst zu vergessen. Doch dafür war dieser Raum gedacht, auch wenn die Tür nicht hielt.

Ich erinnere mich: Ich bin sechzehn Jahre alt und verlasse das Internat.

Lea war verschwunden. Kommentarlos. Ohne mir einen Brief zu hinterlassen, ist sie gegangen und ich habe sie seitdem nie wieder gesehen.

Zunächst war ich in Sorge, dass ihr etwas zugestoßen ist, hatte nach ihr Ausschau gehalten. Nachts. In der Kleiderkammer auf sie gewartet. Dann erfuhr ich allerdings, dass eine ganze Reihe von Schülern mit der mittleren Reife das Internat verlassen hatten und wurde wütend. Wütend, dass sie nicht mutig genug gewesen war, mir Lebewohl zu sagen.

Ich ging also auch und wollte vergessen. Vergessen, was mit meiner Mutter passiert war, vergessen, dass ich einen Vater hatte, und mir ein ganz normales Leben suchen. Ein ganz normales, einfaches Leben. Geld hatte ich genug gespart. Die Daueraufträge meines Vaters trafen pünktlich und kommentarlos ein und ich war klug genug gewesen, das Geld nicht abzulehnen, auch wenn es sich wie Ablasshandel anfühlte.

Das Internat kooperierte mit dem lokalen Ableger des Christlichen Vereins Junger Menschen, der mir ein betreutes Wohnen außerhalb der Internatsmauern ermöglichte, und so begann ich meinen neuen Anfang.

Ich zog in die Doppelhaushälfte neben Herrn Niemöller ein. Meinen Mentor. So stand es zumindest im Abwicklungsvertrag, der mich, bis ich volljährig wurde, wöchentlich besuchte, um zu sehen, ob ich mich auch gut entwickelte und einlebte, ob ich zurechtkäme, ob ich Hilfe bräuchte.

Doch meine rasende Wut über Leas Verschwinden und das Loch, das die mangelnde väterliche Fürsorge in mich gefressen hatte, verfolgte mich in mein neues Heim und machte auch vor meinem engagierten Ziehvater nicht halt.

Seine sicher stets gutgemeinte Nächstenliebe, seine Bibelzitate, die Tupperware voller Essen in meinem Kühlschrank – all das hing mir schon nach einem Monat zum Hals raus. Ich war nicht bereit, diese geballte Liebe von einer fremden Person anzunehmen. Empfand sie als faulen Kompromiss Gottes und ich begann, ihn und seinen buchstäblichen Jünger im Nachbarhaus im Stillen zu hassen. Obgleich er mir nie etwas getan hatte. Im Gegenteil, mir sogar zu meiner Ausbildung und anschließender Anstellung im Tierheim verholfen hat.

Ich hasste ihn mit einer Leidenschaft, die mir fremd war. Vermutlich auch, weil ich ihn im Innersten meines Wesens darum beneidete, wie zufrieden er mit seinem eigenen Leben war. Wie demütig und dankbar er all die Aufgaben des Schicksals annahm und bewältigte.

Er selbst war ein Waisenkind gewesen, war selbst durch die Tortur des Internats gegangen und hatte durch den CVJM zu Gott gefunden, so erzählte er es mir jedes Mal, wenn er mir nach großer Auseinandersetzung und zahlreichen Streitigkeiten, Vertrauen abgewinnen wollte.

Seine Geschichte hätte mich inspirieren können, aber ich litt nahezu unter seiner Zuneigung und seinem guten Beispiel.

Er erdreistete sich zu fragen, was ich denn mit meinem Leben anfangen mochte, ob es etwas gäbe, was mich glücklich machen würde. Da ich ihm keine Antwort geben konnte, fragte er mich, was denn der glücklichste Moment meines bisherigen Lebens gewesen wäre und plötzlich weinte und schluchzte ich und meine Hassprojektion fiel wie ein Kartenhaus in sich zusammen. Einfach so.

Ich erzählte ihm von jenem verregneten Tag, als ich einen kleinen Kater auf der Straße fand und beschloss, ihn zu retten.

Daraufhin fand er eine Zeitungsannonce für eine Stelle im örtlichen Tierheim und als ich mich wenige Tage später, als einziger Interessent vorstellte, bekam ich den Job.

Aber das Merkwürdigste, das mich schon damals an meinem Verstand hätte zweifeln lassen müssen, war die unwahrscheinlichste Überraschung, die mich nach dem Vorstellungsgespräch ereilte.

Wer saß da im Fenster des Tierheims mit seinem schwarzen Fell, seinen grünen Augen und dem weißen Fleck über dem rechten Auge?

Joker.

Vielleicht auch sein Zwilling, aber ich beschloss für mich, dass er es war, er es sein musste. Dass er mich gesucht hatte, meinem Vater entflohen war und nach Monaten und Jahren der Sehnsucht hier auf mich gewartet hatte. Ich wollte und musste das glauben.

Doch jetzt beschließe ich, wieder zu vergessen. Dafür habe ich die Tür geöffnet.

Um dich zu vergessen.

Geh schon rein, alter Freund, und schau mich bitte nicht so an. Das Zimmer ist schön und gemütlich. Es wird dir sicher an nichts fehlen. Ich verspreche es dir.

Nimm es nicht persönlich. Ich vergesse dich nur aus einem Grund: Ich bringe mein Haus wieder in Ordnung.

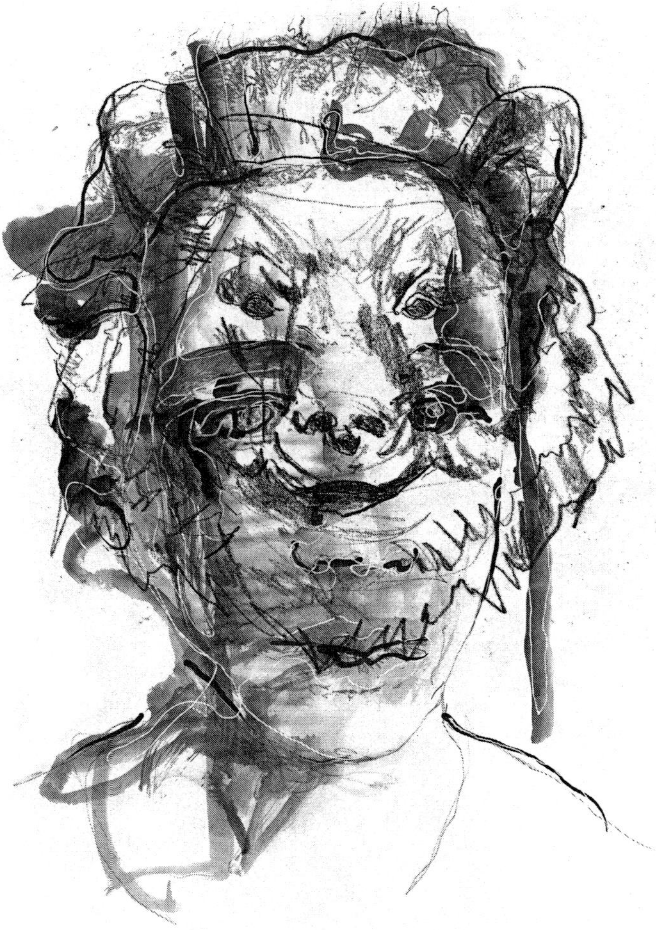

Der Braunbär

Ich weiß nicht, ob es an den starken Kopfschmerzen lag, die mich die ganze Nacht in einem Zustand zwischen Schlafen und Wachen gefangen hielten, ob ich Fieber hatte oder ob ich schlicht und ergreifend halluzinierte. Aber ich hab geträumt, ich wäre ein Braunbär.

Also nicht ganz. Ich träumte, mein Kopf wäre wie abgeschraubt auf einen Braunbärenkörper gesetzt worden. Seltsam, aber nicht hässlich. Nicht wie Frankensteins Monster, eher wie in einem Kinderspiel, bei dem man Gesicht und Körper verschiedener Tiere austauschen und kombinieren konnte. Ein Kopftausch. Ganz einfach. Ganz simpel.

Ich fragte mich, ob der Braunbärenkopf im Ausgleich auf meinen Körper gesetzt worden war, aber während ich darüber nachdachte, setzte sich mein Tierkörper bereits in Bewegung.

Ich befand mich in einem Wald, einem wunderschönen riesigen Wald mit Nadelbäumen und Laubbäumen. Die Sonne schien und mir kam es wie Frühling vor, als ich begann, mich an einem Baum zu kratzen. Schmetterlinge flogen an mir vorüber und ein ungewohntes Gefühl von kitschiger Harmonie überkam mich. Meine Gedanken lösten sich auf und ich war völlig in der Wahrnehmung meines Bärenhinterns, der sich am Holz schubberte.

Die Szene wechselte und ich durchforstete das Unterholz, befand mich auf der Suche nach Honig, dessen Geruch mich trotz meines Menschenkopfes wahnsinnig machte. Dieser süßliche Duft von Honig. Mir lief das Wasser im Mund zusammen, so gierig wurde ich und mein Körper beschleunigte und lief zielgerichtet auf eine Kiefer zu. Ich hob meinen Blick und entdeckte, was mein Körper bereits ausgemacht zu haben schien: das Bienennest.

Alle Muskeln waren gespannt und eine Vorfreude durchfuhr mich, die ich nur von einer handvoll Geburtstage kannte, wenn ich die Erlaubnis bekam, mein Geschenk öffnen zu dürfen.

Hapbee Buzzday.

Ich nahm den Baum in Angriff, kletterte mal elegant, mal tollpatschig, aber mit geraumem Eifer immer höher, immer der Nase nach, in den Honigduft hinein, bis in die Baumkrone. Überall schwirrten die Honigbienen, flogen um mich herum, beäugten mich skeptisch aus ihren Facettenaugen, als ich mich ihrem Zuhause näherte.

Den anvisierten Ast entlanggerobbt, streckte ich endlich meine Tatzen aus und packte zu. Doch dann geschah es, das Furchtbare: Das Bienennest brach unter meinen gierigen Griffen entzwei, löste sich, stürzte in die Tiefe und schlug auf dem

Waldboden auf. Es zerbrach in viele kleine Stücke.

Die Bienen platzen daraus hervor wie aufgescheuchte Hühner und schienen genau zu wissen, wer für ihr Unglück verantwortlich war.

Plötzlich wurde mir schlagartig bewusst, dass dies ein Traum sein musste. Ein herrlicher, dummer Traum sein musste, den ich aus dem Tag im Zoo mit meinem Vater und dem Busunfall und meinem traurigen Origami-Erbe zusammengeschustert haben musste.

Doch ich wachte nicht auf.

Ich sah eine Wolke voller Bienen auf mich zustürzen und erinnerte mich daran, was noch fehlte: der Moment, damals, als mein Vater die Tür zum Keller öffnete.

Ich wusste auch, dass diese Bienen nur ein Symbol waren, Stellvertreter für meine aufgescheuchten, unsortierten Gedanken, denen ich ihr Heim genommen habe. Ihre Wut war zu groß. Ihre Stiche waren unerbittlich.

Der ganze Staat fiel über mich her und einjeder Gedanke war so voll Hass, dass es ihm gleich war, dass das Zustechen den Bienen das Leben kostete. Sie kämpften für das höhere Wohl, für das Andenken ihrer Mutter.

Ich schlug um mich und schrie, aber ich konnte die Bienen nicht abschütteln, ich konnte sie nur dulden. Ich hielt aus und gab mich dem wilden Sturm preis, ein jeder Gedanke stach in mich hinein, bis sich unter mir die Leichen türmten und mein Körper geschwollen war.

Nein, bis *ihr* Körper geschwollen war. Der Körper meiner toten Mutter, geschwollen, zerstochen, im anaphylaktischen Schock.

Es roch nicht mehr nach Honig, es roch nach Tod.

Zerstörung, kein Frühling mehr. Herbst, die Blätter fielen und es regnete. Die Bäume harzten aus ihren Stämmen und ein starker Wind kam auf. Dann fiel mein Kopf vom Körper, fiel einfach ab und fiel durch die Äste, durch den Wind in die Tiefe, schlug in den Honig, den bittersüßen, klebrigen Honig und rollte weiter durch das Herbstlaub, bis er durch Gitterstäbe zum Stehen gebracht wurde.

Kopflos

Das Telefon klingelt.

Ich liege im Bett und mein Kopf fühlt sich erstaunlicherweise angenehm leicht an, als hätte man ihn von etwas Schwerem befreit. Ich schaue zuerst auf meine Hände, um festzustellen, ob es vielleicht noch Tatzen sind, und dann in den Spiegel neben dem Bett. Erleichtert stelle ich fest, dass ich kein Bär bin – und dass sich der Kopfverband gelöst hat.

Zum ersten Mal sehe ich meinen Kopf nach dem Unfall. Drei große Narben ziehen sich über meinen rasierten Schädel. Darüber hatte ich noch gar nicht nachgedacht, dass mir jemand die Haare schneiden musste, bevor ich operiert wurde.

Das Telefon klingelt.

Mein Finger zählt die Stiche der längsten Narbe, die oberhalb meiner Schläfe bis zu meinem Hinterkopf verläuft. Dreizehn Stiche. Oberhalb meiner Stirn verläuft eine zweite Narbe in Richtung Schädeldach und trifft auf eine dritte, die so gemeinsam eine Art Y bilden. Zusammenfassend: Ein ziemlich verprügelter Pirat grinst mich aus dem Spiegel an und ich entscheide, nun doch endlich ans Telefon zu gehen.

Reflexartig greife ich nach meinem Mobiltelefon, da merke ich, dass der Akku leer ist und dass stattdessen mein geradezu nie verwendeter Festnetzanschluss klingelt. Ich schaue auf die Uhr: acht in der Früh. Ich stehe unter großen Rückenschmerzen auf und trotte Richtung Festnetz, als mir kurz vor dem Ziel der Anrufbeantworter zuvorkommt.

Ich warte ab, bis die Nachricht abgespeichert wurde, weil ich weder Lust auf Kundenbefragungen oder ein Gespräch mit Herrn Niemöller habe. Dann drücke ich auf *Wiedergabe*.

„Sie haben zwei neue Nachrichten. Erste Nachricht:

Guten Morgen, Sankt Johannes Klinikum, Dr. Timur Gecer am Apparat.

Herr Neumann, ich muss Sie in Kenntnis setzen, dass neue Ergebnisse aus der Computer-Tomographie vorliegen und bitte Sie umgehend um Rückmeldung. Sie haben uns mit Ihrem plötzlichen Aufbruch einen gehörigen Schrecken eingejagt und mir persönlich wäre es am liebsten, Sie schon heute Nachmittag wieder in Ihrem Krankenbett begrüßen zu dürfen.

Auf Wiedersehen.

Zweite Nachricht :

Mein lieber Sohn, wenn dich diese Nachricht erreicht, werde ich vermutlich schon nicht mehr unter den Lebenden sein und es betrübt mich wirklich sehr, dass ich es nicht übers Herz gebracht habe, zu Lebzeiten meinen Frieden mit dir zu machen und stattdessen im Internet deine Arbeitszeiten überprüft habe, um dir eine Nachricht auf dem AB hinterlassen zu können. Ich hoffe, du kannst mir verzeihen. Der Grund, warum ich dir all die Jahre so ein schlechter Vater war, ist einfach. Ich wollte nie ein Vater sein. Ich habe mein Leben als freier, Werke erschaffender Architekt geliebt und das Einzige, was ich mehr geliebt habe, war deine Mutter. Sie war eigentlich auch nicht vorgesehen in meinen Lebensplänen und das Zusammenleben mit ihr das reinste Chaos. Doch ich bereue keine Sekunde unserer gemeinsamen Zeit, sie war das Beste, was mir je passiert ist. Zumindest bis zu deiner Geburt. Dann veränderte sie sich und damit alles.

Ich weiß nicht, ob du es wusstest, aber deine Mutter war nicht immer Poly-Allergikerin. Sie war schon immer poly-sensibel, aber die zahlreichen Allergien wurden durch deine dramatische Geburt ausgelöst. Postnatale Belastungsstörung sagt man zusammenfassend dazu. Wir mussten alles umstellen. Die Ernährung, die Hygiene, das gesamte Haus ihren und auch deinen besonderen Bedürfnissen anpassen und ich habe dich verantwortlich gemacht. Dich dafür gehasst. Ich weiß, dass dies völlig ungerecht war und schwer für dich gewesen sein muss, einen solchen Vater zu haben, aber ich konnte es nicht ändern. Zu sehr nahm es mich mit, dem zunehmendem Verfall deiner Mutter beizuwohnen. Nie zu wissen, was es diesmal war, was diese oder jene Reaktion ausgelöst hatte, wie es ohne dich gewesen sein könnte. Sie wollte unbedingt ein Kind und hatte mir, der keines wollte, nun zwei Schutzbefohlene beschert und mir meine Frau genommen.

Ich war so wütend, jeden einzelnen Tag, und konnte dich nicht ansehen, ohne dir die Schuld zu geben. Dafür wiederum habe ich mich selbst gehasst – bis zu dem Tag, als du dir wirklich etwas zu Schulden kommen ließest. Du weißt, wovon ich rede und ich muss nicht wiederholen, dass ich mein ganzes Leben nicht verstehen konnte, was dir in den Sinn kam, als du für diese bescheuerte Katze dieses Fenster einschlugst und deine Mutter praktisch ermordet hast.

Ich habe mich nie dafür bei dir bedankt.

Ich weiß es klingt seltsam, aber ich bin dir dankbar dafür, dass du es getan hast. Denn damit hatte ich endlich einen Grund, dich zu hassen. Einen nachvollziehbaren, triftigen Grund und ich musste nicht länger dem in sich zusammenfallenden Monument deiner Mutter beiwohnen, das mir den Fokus auf mein Lebenswerk geraubt hatte. Nur durch dich, mein Sohn, konnte ich überhaupt wieder der werden, der ich mein Leben lang sein wollte – und zumindest dafür liebe ich dich.

Vergib mir, dass ich dir nie ein Vater sein konnte, es war nicht so geplant für dieses Leben.

Ich habe dir ein Geschenk hinterlassen, ein Geschenk, das ich dir schon viel früher machen wollte, denn es war für deinen achten Geburtstag bestimmt. Mein Vater hat es mir im selben Alter geschenkt und es war mit Sicherheit ausschlaggebend in meiner Entscheidung, Architekt werden zu wollen. All die Jahre habe ich es behalten, ich weiß nicht warum, aber vielleicht zeigt es dir, jetzt wo ich sterben werde, den Weg zu dem Menschen, der du schon immer sein wolltest.

Was es auch sein mag, mach es gut, mein Sohn, und lebe wohl.

Dein Vater.

Keine weiteren Nachrichten."

Lange steht der verprügelte Pirat in seiner Wohnung und rührt sich nicht. Muss über dieses unverhoffte Geständnis nachdenken, das ihm sein Vater, gleich einer versteckten Schatztruhe, hinterlassen hat und jedes Wort sprengt die Türen in seinem Kopf weit auf.

Geistesabwesend, den Kopf voller toter Bienen, gehe ich wieder ins Schlafzimmer, um mir endlich den Krankenhaus-Jogginganzug auszuziehen, den ich noch immer trage und um duschen zu gehen. Kaltes Wasser spült getrocknetes Salz und Blut von meinem Körper und für eine Sekunde frage ich mich, wie das denn wäre, wenn mir jetzt einfach der Kopf abfiele.

Mein Blick fällt auf die Origami-Tiere, die in meinem Badezimmer, auf der Ablage über dem Waschbecken stehen: Wale, Delfine, Seepferdchen und ein Kugelfisch.

Schlagartig fällt mir ein, dass Joker nicht das einzige Tier gewesen ist, dessen Ernährung von mir abhängt, und ich übergebe mich.

Das Tierheim.

Auch das noch?

Durch die sich zunehmend verschlechternde finanzielle Situation des Tierheims, das sich ausschließlich durch Förderungen der Stadt und lokale Tierschutzorganisationen finanziert, bin ich seit einiger Zeit der einzige Mitarbeiter. Mein ehemaliger Ausbilder Herr Olpe kommt nach seinem Renteneintritt zwar noch gelegentlich zur Aushilfe vorbei oder wenn ich zu krank bin, aber dafür hätte ich ihn informieren müssen. „Lieber Herr Olpe, ich werde die nächsten Tage im Koma liegen, vielleicht wären Sie ja so gütig, ab und an vorbeizuschauen, wie die Lage ist?“

Ich steige aus der Dusche und überprüfe meinen Kalender. Zwölf Tage ohne Futter.

Zwar können manche Tiere geraume Zeit ohne Fressen auskommen, aber nicht ohne Wasser. Über die Hälfte der Tiere müssten nach spätestens zehn Tagen verdurstet sein.

Ein ganzer Staat toter Tiere. Ich bin schuld. Wäre ich doch nie geboren.

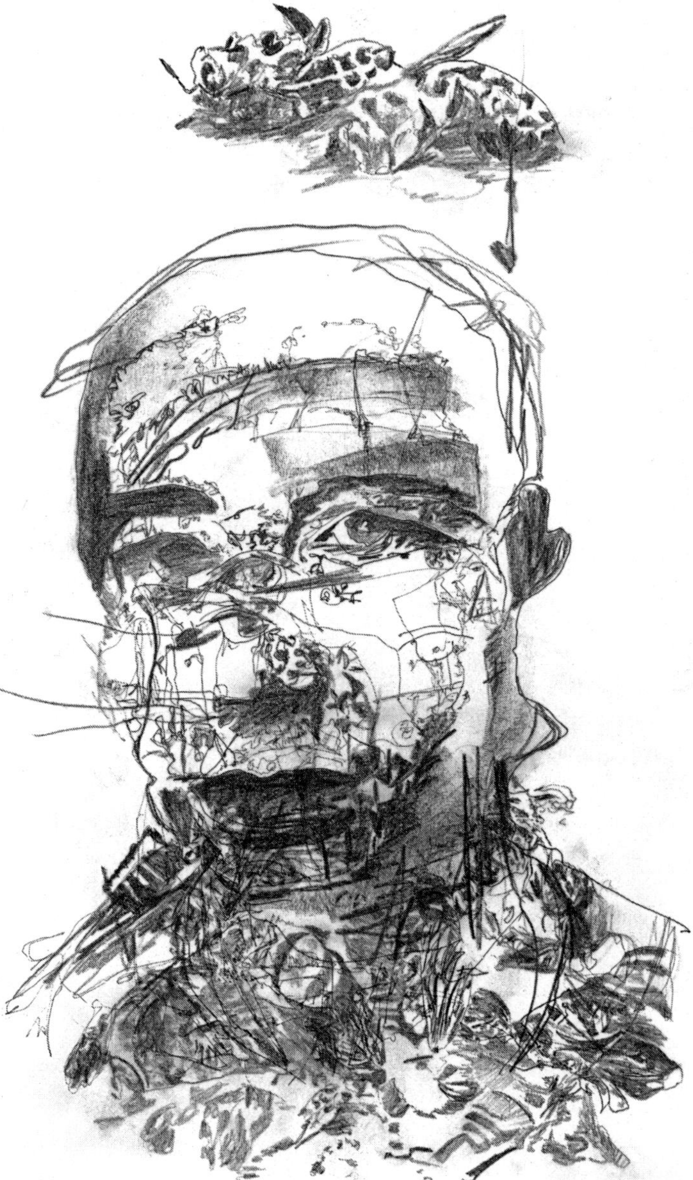

Hilfe

Der Bus ist wie immer voll mit Menschen, die irgendwie unglücklich aussehen. Ich frage mich, ob ich mittlerweile einer von ihnen geworden bin. Es ist Winter, noch zwei Wochen bis Weihnachten. Jedes Kind, das in den Bus einsteigt, wird von mir kritisch beäugt, eines fängt an zu weinen, als es mich sieht.

„Bitte bringen Sie mich nach Hause."
„Wo ist dein Zuhause?"

Hatte ich das den Jungen nicht gefragt?

Der Bus hält an einer roten Ampel und an der Straßenecke kann ich bereits das Tierheim sehen. Herr Olpe ist Skifahren in Österreich, das sagt zumindest sein Anrufbeantworter, darum bin ich auf das Schlimmste gefasst.

Wir fahren langsam wieder an, denn die Haltestelle befindet sich leider erst an der nächsten Kreuzung. Ich drücke meinen Kopf gegen das Fenster und mir ist, als brenne Licht im Tierheim, aber meine Sicht wird von einem vorbeifahrenden Feuerwehrauto blockiert.

Die Haltestelle.

Quälend langsam öffnet sich die Bustür und genauso langsam quäle ich mich hinaus. Es ist, als würde ein ungeheures Gewicht auf mir lasten, jeder Schritt die Straße hoch ist ein Kampf. So wie jeder der vergangenen Tage für die mir anvertrauten Tiere ein Überlebenskampf gewesen sein muss.

„Willst du das wirklich mein Sohn? Willst du Tiere versorgen?"
„Ja, Vater, wenn ich groß bin, dann arbeite ich im Zoo und werde mich um die Löwen, die Ottern und den Bären kümmern!"

Ich presse mir den Schlüssel für die Tür bereits tief ins Fleisch meiner Hand, zwinge mich flach zu atmen, als ich tatsächlich Licht im Tierheim sehe.

Wie ist das möglich?

Blut schießt mir in den Kopf und ich renne, sofern man mein schnelles Humpeln rennen nennen möchte, die letzten Meter zum Tierheim und reiße die Tür zu meiner Zuflucht auf.

Eine Mischung von Hundegebell, maunzenden Katzen, springende Hasenpfoten auf Metallgittern, Vogelgezwitscher braust mir entgegen und mir wird so unbeschreiblich warm und leicht ums Herz, wie ich es die letzten Wochen nie gespürt habe.

Wie ein Kind renne ich von Käfig zu Käfig, um zu sehen, dass auch alle versorgt sind und nicht eines fehlt. Doch selbst die Origami-Tiere, mit Ausnahme, die der Hasen, sind an Ort und Stelle, wie ich sie verlassen habe. Als wäre nicht eine Sekunde vergangen.

Ich zweifle an meinem Verstand. Wie lange lag ich im Koma? Hat Dr. Gecer mir eine falsche Zeit gesagt? Wie habt ihr das überlebt? Hat Herr Olpe doch eine Aushilfe besorgen können?

Ich schließe die Augen und versuche, mich an meinen letzten Arbeitstag zu erinnern, an jedes noch so kleine Detail. Versuche, die übersehenen Hinweise zu finden, die zu dieser Unmöglichkeit geführt haben.

Eine Tür fällt ins Schloss.

Ich schrecke auf. Vor mir steht eine junge Frau von etwa fünfundzwanzig Jahren, ihre nussbraunen Haare sind zu einem Zopf zusammengebunden und auf ihrem Arm hält sie einen völlig zerzausten schwarzen Kater, mit grünen Augen und einem weißen Fleck über dem rechten Auge.

„Kann ich Ihnen helfen?“

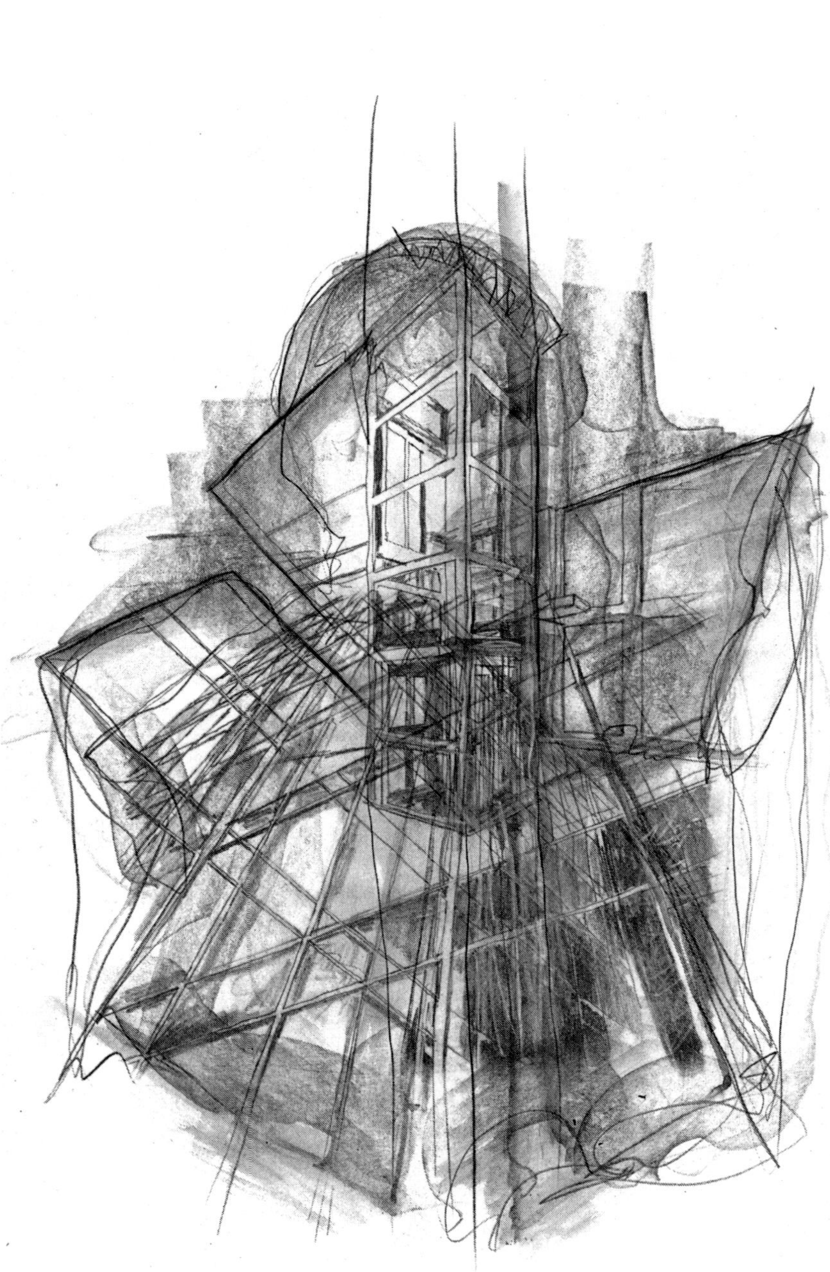

Richtfest

Ich habe davon gelesen, dass der verborgene Ursprung einer multiplen Persönlichkeitsspaltung stets in Momenten größten Schmerzes und größter Verzweiflung liegt. Das eigene Gehirn verbündet sich mit dem Überlebenswillen und der Imagination und erschafft eine andere Version des Selbst. Eine stärkere, leidensfähigere Person, die der Situation gewachsen ist und nicht wie das eigentliche Selbst daran zugrunde geht.

Bei einer bipolaren Erkrankung besteht ebenfalls die Möglichkeit, dass man in einer manischen Phase die Realität verzerrt wahrnimmt, unter Verfolgungswahn und Halluzinationen leidet. Doch meistens sind die Begleitsymptome einer Manie eher das Gefühl der maßlosen Selbstüberschätzung, euphorischer Tatendrang und übertriebene Unternehmungslust.

Natürlich dachte ich auch darüber nach, ob die geburtsinduzierte, posttraumatische Belastungsstörung meiner Mutter in irgendeiner Weise auf mich übergesprungen sein konnte, ob ich auch eine Art Hypersensibilität vererbt bekommen hatte, die nur bisher geschlafen hatte und nun getriggert wurde.

Jedenfalls rannte ich.

Es war vollkommen falsch, sie dort zu treffen. Es passte nicht. Alles war deplatziert und die Ordnung war abhandengekommen. Etwas war in meinem Kopf und nie war ich mir bewusster, Hilfe zu brauchen.

Ich rannte.

Gleichzeitig hatte ich noch nie ein so allumfassendes Gefühl von Zuhause empfunden. Als wäre ich von einer langen Reise zurückgekehrt und in Empfang genommen worden.

Lea.

„Wo bist du nur gewesen?“

„Hier. In deinem Zimmer. Dem Zimmer deiner wertvollsten Erinnerungen. Ich wusste, du würdest zurückkommen.“

„Du lügst! Du hast mich im Stich gelassen! Wochen, Monate habe ich nach dir gesucht!“

Aber ich wusste, das stimmte so nicht.

Konnte so nicht stimmen.

Ich rannte davon. Weg, von diesem völlig intakten Tierheim, von Lea, von Joker, von dieser Wahnvorstellung. Rannte und rannte, eine brennende Hitze in den Adern, mit einem Tinnitus in den Ohren und ich floh vor einer Welt, die in sich zusammenschmolz wie Honig. Doch je mehr die äußere Welt verschwamm, desto mehr breiteten sich Bilder der Vergangenheit in ungewohnter Klarheit in mir aus.

Mein Internat war ein Jungen-Internat gewesen. Mädchen waren nicht zugelassen. Nie hatte ich neben Lea im Unterricht gesessen.

Mein Vater, wie er Joker im Schrank entdeckt hatte. Wie er mich schlug. Wie er das Katzenbaby in den Garten genommen hatte und nach einem schnappenden Geräusch wieder ins Haus gekommen war.

Die letzten Worte meiner Mutter, nachdem sie mir zum letzten Mal eine Gute-Nacht-Geschichte erzählt hatte: *„Wenn dir die Geschichte nicht gefällt, dann kannst du dir immer auch eine andere denken."*

Ich kam zum Stehen. Wann, weiß ich nicht mehr.

Aber hier stehe ich nun vor einem riesigen Haus. In meiner Hand eine geschnürte Mappe voll mit Skizzen. Vor mir an der Wand ein Schild:

Dr. Prof. Wundt / Psychoanalyse und Beratung

Es ist kalt, es müsste Winter sein, aber sicher bin ich mir längst nicht mehr. Meine Knie zittern, Schweißtropfen sind zu Eis gefroren. Wie lange stehe ich hier schon? Ich weiß es nicht.

Ich weiß nur, dass es die Fragen waren, die mich bisher nicht eintreten ließen: Wessen Haus ist das? Was befindet sich darin? Wo fangen wir an? Wie unterscheiden wir die Ordnung von der Unordnung? Was, wenn ich wirklich verrückt bin? Was, wenn es wirklich Lea gewesen ist? Was ist in meinem Kopf?

Ich raffe mich auf und gehe durch die große Glasdrehtür.

Glasfassade.

Alles Glasfassade, denke ich.

Der Eingangsbereich ist schwarz-weiß gefliest, sehr edel. Die Wände behangen mit Dekoration. Afrikanische Masken, Phallus-Symbole, große Rahmen mit Bildern von verschwommenen, abstrakten, nackten Menschen.

Ich gelange zu einem Aufzug und einer Treppe aus lackiertem, dunkelbraunem Holz, es glänzt, obwohl es relativ dunkel ist. Schilder suche ich vergebens.

Treppe oder Aufzug?

Ich fühle mich beobachtet und bin es auch. Zum einen von mir selbst, da ich auf jede Bewegung und Regung meines Körpers achte. Jeden Gedanken hinterfrage ich, untersuche, aus welchem Raum er sich geschlichen haben könnte, wo er in Auftrag gegeben wurde und zu welchem Zweck er sich äußert.

Zum anderen von den Kameras an der Decke des Flurs, Überwachung. Der gläserne Mensch. Der Überwachungsstaat. Gott.

Der Aufzug, für den ich mich entschlossen habe, kommt geräuschlos, vielleicht war er auch schon da, jedenfalls geht die Tür auf. Nur ein leises *Woff* ist hörbar und ich steige ein.

Die Stimmen in mir schreien so laut wie nie zuvor.

„Verschwinde!"

„Raus hier!"

„Was soll das werden?"

„Für wen hältst du dich?"

Gleichwohl fühle ich, dass ich mich genug von ihnen emanzipiert habe, um zu bleiben, um abzuwarten, was geschehen wird.

Woff, die Türen schließen.

Der Aufzug fährt schnell und geräuschlos. Ich muss schmunzeln, weil ich Musik erwartet hatte, eine monotone, ewig gleich bleibende Folter, doch ist Stille nicht sogar der größere Foltermeister? Ich höre meinen Herzschlag, rieche meinen Schweiß. Spüre meinen schneller werdenden Puls in meinen Adern.

Was, wenn er jetzt steckenbleiben würde, für immer?

Woff, die Türen öffnen sich.

Ich betrete die Praxis, falls man das so nennen kann. Der Empfang ähnelt nämlich eher dem eines Luxushotels. Eine ältere Dame sitzt auf einem großen, dunkelbraunen, glänzenden

Holzstuhl an einem noch viel größeren, dunkelbraunen, glänzenden Holztisch und ist wohl die Sekretärin.

Doch anstatt geschäftig zu arbeiten, Termine zu notieren oder Anrufe entgegenzunehmen, hat sie die Augen geschlossen und scheint wie in Trance. Sicher bin ich nur in ihrer Mittagspause gekommen und sie meditiert kurz oder gibt sich einem Minutenschlaf hin, denke ich und trotzdem beschleicht mich das Gefühl, in der falschen Etage ausgestiegen zu sein. Vorsichtig nähere ich mich dem Tisch, um sie nicht zu erschrecken, und erschrecke selbst, als ich begreife, dass ihre Augen nicht, wie ich zunächst dachte, geschlossen sind.

Sie ist blind.

Dennoch scheinen mich nun ihre schlaffen Lider in den Fokus zu nehmen, als hätte sie mein Erscheinen zur Kenntnis genommen. Als sie aufsteht, bemerke ich, dass ihre Schnürsenkel zusammengebunden sind.

„Guten Tag."

„Wie schön, Sie wieder hier zu sehen. Ihre Glücksgefühle befinden sich im Zimmer Sieben, Obergeschoss, links, die dreizehnte Tür."

Ich bin mir fast sicher, dass sie etwas anderes gesagt hat, aber ich folge dennoch ihrem ausgestreckten Arm, der auf einen langen Flur zeigt, dessen Ende ich nicht ausmachen kann. Unter meinen Füßen sehe ich den plattgetrampelten, verstaubten PVC-Boden.

Ich krame eine meiner Skizzen hervor und finde die Antwort auf eine meiner Fragen, die mich so lange vor dem Eingang haben zögern lassen: Es ist mein Haus.

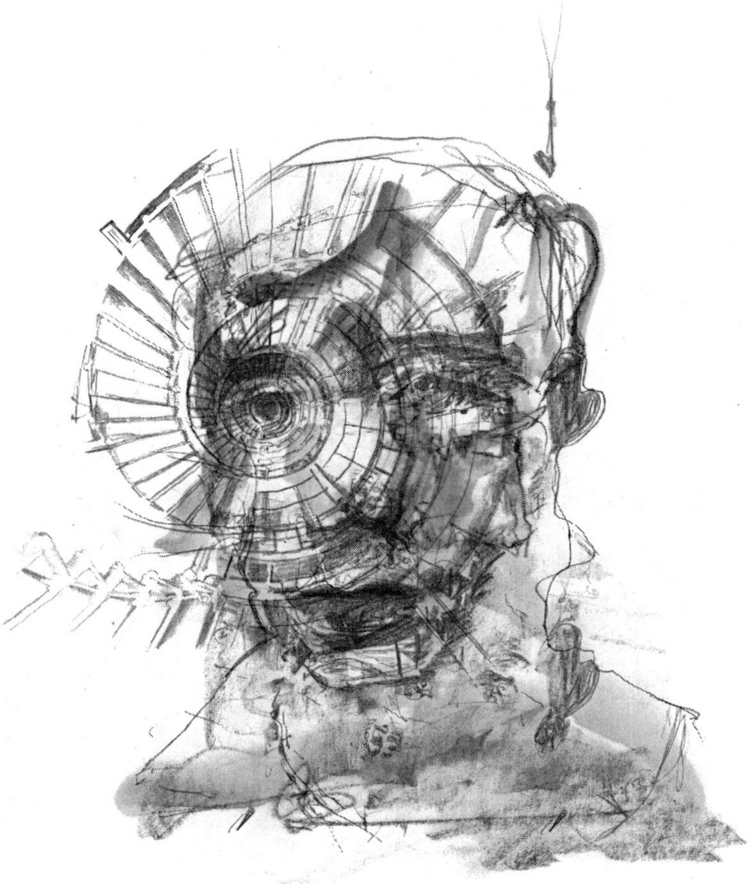

Das innere Kind

Das Haus sieht sehr mitgenommen aus, stelle ich fest, als ich dem Sog ins Ungewisse nachgebe. Die Tapete hat Risse oder schält sich von den Wänden. Die Deckenlampen glimmen kümmerlich und viele der Glühbirnen sind durchgebrannt, fehlen oder liegen bereits zersplittert auf dem Flur. Die Türen sind überwiegend offen, teilweise regelrecht aufgesprengt, doch ich mache keine Anstalten, hinein zu gehen. Noch nicht.

Ich folge meinem Körper, der mir, im Gegensatz zu meinen Gedanken, das Gefühl vermittelt, ein klares Ziel zu haben. Ich erreiche das Treppenhaus, das – in alten, ehrwürdigen Stufen wie von Hundertwasser entworfen oder gleich einem knorrigen alten Baum – die Wände hochwächst. Nach oben oder nach unten? Ich beuge mich über die Brüstung und zähle mehrere Stockwerke, ich befinde mich etwa in der Mitte und kann trotzdem tief unten kaum den Boden erkennen.

Meine Füße tragen mich nach oben, Schritt für Schritt und es ist mir, als würde mich mein Schatten verfolgen.

Das nächste Stockwerk gleicht dem vorherigen wie ein Zwilling. Der gleiche baufällige Flur, das gleiche Gefühl von gähnender Leere und Unordnung.

Doch hier ist nicht, was ich suche, es zieht mich noch höher. Unter das Dach.

„Was suchst du?", fragt mich mein Schatten. „Hier findest du mich nicht."

Er löst sich von mir, wie eine Schale und geht wieder das Treppenhaus hinab. Lässt mich roh und schutzlos zurück.

Die Stufen werden zunehmend rustikaler, sie erinnern mich mittlerweile an einen alten Kirchturm, den mir mein Vater mal gezeigt hat.

„Schau, das ist Gotik, mein Junge. Das erkennst du an den hohen, spitzen Kirchturmdächern oder am flachen Abschluss."

Ich muss an seinen eigenen flachen Abschluss denken, während ich das Ende der Treppe erreiche. Diabetes, Schlaganfall, Leukämie und als Finale ein Herzinfarkt. So zumindest hat es mir der Pastor an seiner Beerdigung berichtet.

Einfach sterben konntest du nicht, was? Auch das musste ein pompöses Monument werden, das deinen Tod überdauert.

Der Gang hier steht voller Kisten. Teilweise beschriftet. Hochzeit, Winterurlaub, Aussortiertes. Kindheitserinnerungen. Teilweise derartig mit Klebeband verschlossen, als sollte der Inhalt gefangengehalten werden.

Die flach abfallenden Dachschrägen lassen mich nur bedingt aufrecht stehen, dennoch nehme ich mir eine der gefesselten Boxen und lege ihr die Ketten ab.

Aber geöffnet werden will sie noch nicht.

Ich zähle sieben Türen und frage mich, ob die Räume riesig groß sind oder der Flur zugemauert wurde, da er soviel kürzer ist als in den anderen Stockwerken. Was wurde hier weggesperrt?

Wieder überprüfe ich meine Skizzen, aber ich finde keine Entsprechung. Die Türen zu den Zimmern sind sehr klein, als wären sie für Kleinwüchsige gemacht, doch sind sie alle verschlossen. Bis auf eine.

Das siebte Zimmer.

Auf allen vieren öffne ich die Tür und krieche mit der befreiten Kiste unter dem Arm in das Zimmer. Es ist leer. Nein, noch mehr als das, es hat fast etwas von einem Vakuum. Sogar die Luft ist aus diesem Raum entwichen.

„In der Luft können zahlreiche Keime sein, die du nicht mal sehen kannst, darum musst du immer schnell die Türen und Fenster schließen, wenn du deine Mutter liebst.“

Ich setze mich auf den Boden und packe alleine mein Geschenk aus. Es öffnet sich Pandoras Box und aus ihr heraus springen die Glücksgefühle, die ich nie empfinden konnte: Die Freude über den Tod meiner Mutter. Meines Vaters.

Gedanken, die ich nicht denken durfte, die ich mir nie gestattet habe.

Tabubrüche, Regelverletzungen, jede ein kleiner Triumph.

Vaters Stuhl, auf dem ich nie sitzen durfte. Joker, den ich nie hätte haben dürfen. Ein Bett, in dem ich ohne die Gute-Nacht-Geschichten meiner Mutter hätte seelenruhig einschlafen können. Ein Geburtstag mit Freunden. Ein unaufgeräumtes Kinderzimmer. Dreckige Schuhe. Bemalte Wände. Vanillepudding.

Ich beginne zu zeichnen, jedes noch so kleine Detail. Jedes Schmunzeln, das sich aus der Kiste befreit, und fühle, wie sich das Vakuum mit Luft füllt, mit Leben. Mit Ordnung.

Mutter hatte recht, man muss sich gar nicht auf die Suche begeben, das Kopfkino findet einen von ganz alleine.

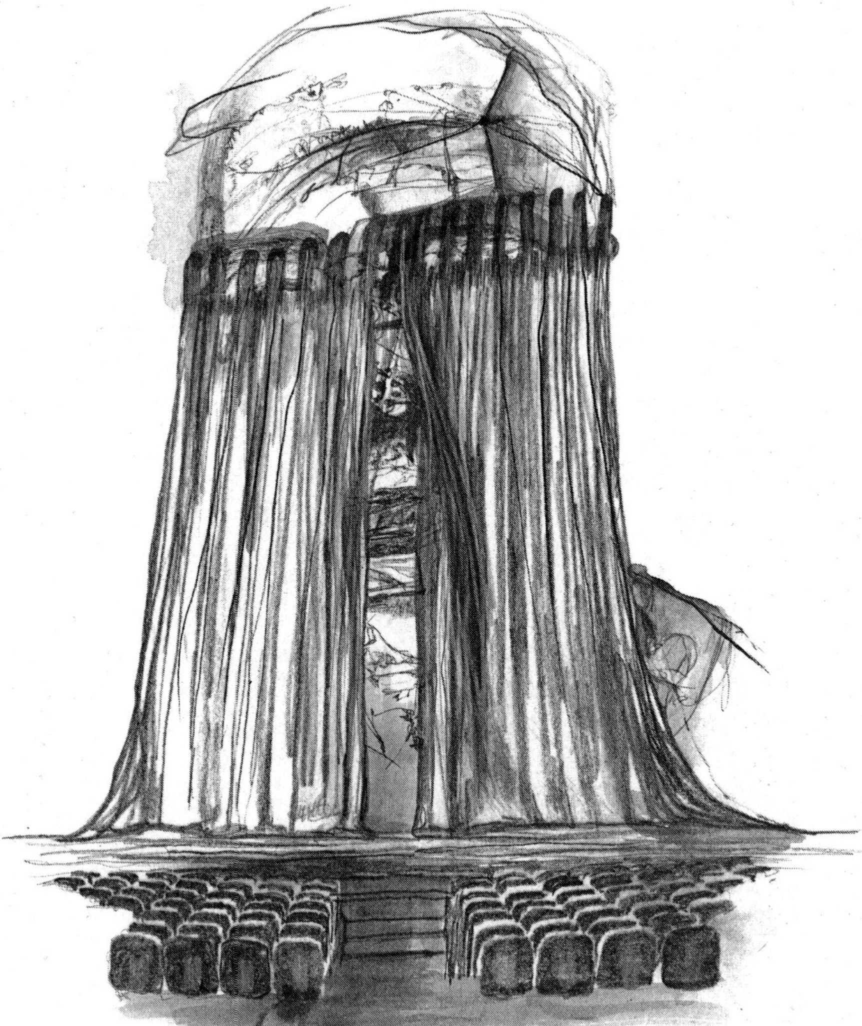

Therapie

„Sie öffnen Ihre Augen und fühlen sich leicht und befreit."

Ich folge der Anweisung der angenehmen, tiefen Frauenstimme und sehe vor mir eine große Standuhr, die das Zimmer, in dem ich mich glaube zu befinden, dominiert. Man erwartet ein archaisches Ticken, das den Zuhörer langsam, aber sicher in den Wahnsinn treibt, aber dem ist nicht so. Trotz eines schwingenden Pendels ist sie absolut geräuschlos.

„Sie spüren Ihren Herzschlag, Ihren ganzen Körper und kehren zurück ins Hier und Jetzt."

Wenn *das Jetzt* jetzt ist, was war dann *das Eben* von gerade eben? Neben mir auf einem Ledersessel sitzt eine freundlich lächelnde Frau mit smaragdgrünem, durchdringenden Blick und ich bemerke, dass ich noch nicht geatmet habe, seitdem ich wieder zu mir gekommen bin. Luft füllt meine Lungen und eine Sekunde lang sehe ich erneut mein nun wunderbares, neu bezogenes Kinderzimmer vor mir, das von Glücksgefühlen nur so strotzt. Eine große Zufriedenheit legt sich über mich, als ich wieder ausatme. Dann versuche ich, das Offensichtliche in Erfahrung zu bringen.

„Was ist passiert? Sind Sie Professor Doktor Wundt?"

Sie schmunzelt, als hätte ich eine sehr dumme Frage gestellt, die sie jedoch nicht zum ersten Mal beantworten soll.

„Wie mit Ihnen besprochen: Hypnosetherapie mit dem Zweck einer Rückführung – oder nennen wir es *eines Hausbesuchs*, um in Ihren Bildern zu bleiben? Sie haben sich eine sehr eindrucksvolle, komplexe mentale Zuflucht erschaffen, Herr Neumann. Wir werden sicher eine Zeit lang beschäftigt sein, um an den Urgrund Ihrer Psychose zu gelangen. Schön, dass Sie sich mit Ihrem Anliegen nun doch an uns gewandt haben. Und wie schön, dass Sie sich so tief haben von mir leiten lassen."

Nun doch? An uns? Leiten lassen?

„Verständlicherweise waren wir zunächst verstimmt, dass Sie zum vereinbarten Termin vor zwei Wochen nicht erschienen sind. Aber nachdem Sie mir von Ihrem Unfall und den medizinischen Folgen erzählt haben, hatten wir natürlich vollstes Verständnis."

„Wann habe ich Ihnen davon erzählt?“

Ich bemerke, wie meine Gesprächspartnerin innehält. Ein Hauch von Irritation durchfährt ihre Gesichtsmuskulatur, die sich jedoch in Sekundenschnelle wieder in entwaffnender Freundlichkeit formiert. Sie schreibt ein paar Notizen in die farblich perfekt zu ihrem Sessel passende, dunkelbraune Ledermappe auf ihrem Schoß.

„Zerstreutheit ist eine vollkommen normale Begleiterscheinung Ihrer Krankheit. Sie haben sich angekündigt, Herr Neumann, schon aus dem Krankenhaus. Bitte trinken Sie viel und notieren Sie Träume und andere Auffälligkeiten in Ihrem Alltag, dann sprechen wir beim nächsten Mal darüber. Lassen Sie sich von meiner Assistentin einen neuen Termin geben, für heute ist Ihre Zeit leider vorüber. Sagen wir in drei Tagen?“ Sie streckt mir ihre Hand entgegen, um mich zu verabschieden. Langsam und noch etwas benommen erhebe ich mich, um zu gehen.

Ein Kopfführer.

„Herr Neumann, eins noch. Schauen Sie sich dieses Zimmer genau an. Vielleicht möchten Sie es ja als den Raum für Ihre geistige Gesundheit Ihren Skizzen hinzufügen? Und ich rate Ihnen, sich eine Art Totem zuzulegen, das Ihnen hilft, Ihre Halluzinationen von der Wirklichkeit zu trennen. Das kann alles sein, ein Gegenstand, ein Glücksbringer, ein Ring oder eine Spielfigur. Etwas, das Sie erdet, wenn Ihre Gedanken Sie in die Tiefe ziehen wollen.“

„Zu meinem Schatten?“, erwidere ich.

Wieder notiert sie sich etwas. „Zu Ihrem Schatten oder Ihrem Keller, wenn Sie so wollen.“

Ich nicke. Ein dunkelblauer Teppichboden. Weder Pflanzen noch Bilder. Ein dunkelbrauner Ledersessel und eine dunkelbraune Ledercouch, auf der ich gelegen habe. Die große Standuhr. Im Eck ein kleiner Sekretär mit einem Designerhocker davor. Frau Professor Doktor Wundt.

Draußen am Empfang sitzt nun nicht mehr die erblindete Reinigungskraft des Internats am Schreibtisch, sondern eine gelangweilte Blondine, die meine Krankenkarte abliest und mir eine Terminerinnerung aushändigt.

„Auf Wiedersehen und passen Sie auf sich auf.“

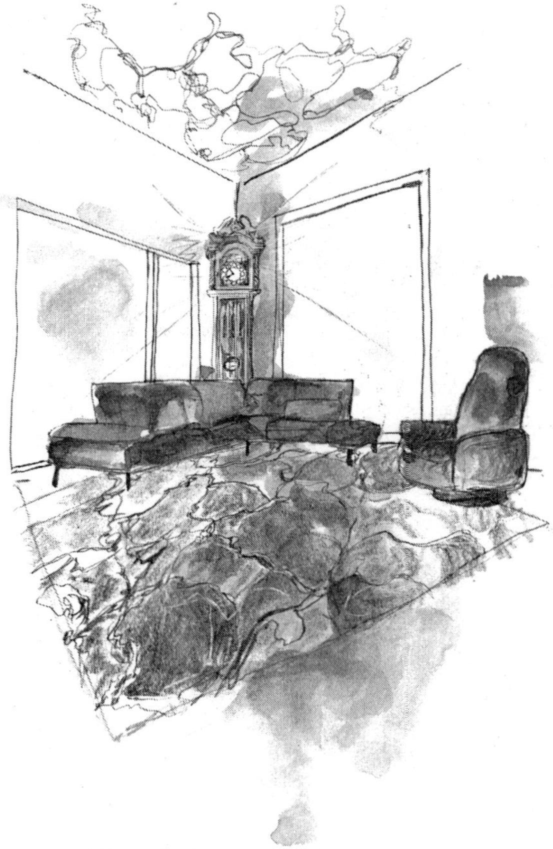

Zurück nach Hause

Nun ist es also offiziell: Ich bin geisteskrank. Verrückt. Leide unter Wahrnehmungsstörungen.

Ich sitze im Bus nach Hause und zeichne das Therapiezimmer, jedes noch so kleine Detail, und versuche, wie so oft, das Erlebte zu ordnen. Ich bin ausgeglichener als in den letzten Tagen. Es ist sonderbar beruhigend zu wissen, dass dieses Bauchgefühl – das Misstrauen gegenüber meinen Gedanken – begründet war. Zu wissen, dass ich Hilfe gebraucht und gefunden habe.

„Danke, Lea“, flüstere ich leise, denn ohne sie wäre ich vermutlich nie so weit gekommen.

Draußen wird es langsam dunkel, doch weiß ich nicht recht, ob ich wirklich nach Hause will. Zu groß ist meine Angst, in ein aufgeräumtes Haus ohne Joker zu kommen oder schlimmer noch: wieder in denselben Alptraum einzukehren und gleichzeitig zu wissen, dass all das nur Illusion wäre.

Nach der zweiten Rundfahrt im Bus fängt der Fahrer an, mich zu beäugen, hält mich vermutlich für obdachlos. Und bin ich nicht genau das? Ein Obdachloser?

Ich versuche, einen Garten für mein Haus zu zeichnen, aber es gelingt mir nicht.

Auf der Rückbank ist ein junges Pärchen im offensichtlichen Vorspiel versunken. Liebe. Doch sie ist letztlich auch nichts anderes als Existenzangst, die sich in Trieben und Hormonen ein Denkmal setzen will. Die sich wünscht, dass etwas dieses Leben überdauern könnte.

Doch kann es das?

Nun gut, die Häuser meines Vaters werden bestehen, zumindest für eine Zeit. Ein gutes Buch wird über Generationen gelesen werden, so lang jemand von ihm spricht. Eines Menschen wird sich erinnert, so lange sich jemand erinnern kann.

Was wird mich überdauern?

„Endstation!“, raunt mich der Busfahrer an und ich steige aus. Es ist eine kalte, klare Dezembernacht und die Sterne bemitleiden mich, als ich zu Fuß durch die Stadt schlendere. Ich finde eine heruntergekommene Kneipe, die noch offen hat, und beschließe, mich zu betrinken, bevor ich nach Hause gehe. Als Vorsichtsmaßnahme. Aus Selbstschutz. Ein weißes Blatt Papier sollen meine Gedanken sein, ein Rohbau mein Hirn und ein unendliches Potential mein noch vor mir liegendes Leben.

Geraume Mengen an Alkohol später versuche ich, meinem neuen Bekannten Martin zu erklären, was eigentlich mein Problem ist. „Stell dir vor, du spielst Poker.“

Damit kann Martin etwas anfangen, da er gerade abwartet, bis die Spielothek neben der Kneipe wieder öffnet. Seine Freundin hat ihn gestern rausgeschmissen, weil er ohnehin fast gar nicht mehr zuhause ist, allerdings scheint ihn das – gemessen an der Gesamtsituation – kaum zu bekümmern.

„Jemand erhöht den Einsatz. Und du denkst, er wird ein gutes Blatt haben."

Martin nickt.

„Dann denkst du aber, er denkt, er will, dass ich denke, dass er ein gutes Blatt hat, obwohl er womöglich ein schlechtes Blatt hat."

Martin zögert, nickt aber wieder.

„Dann denke ich, obwohl ich ein schlechtes Blatt habe, ich erhöhe noch weiter, um ihm zu signalisieren, dass ich ihn durchschaut habe und ein besseres Blatt habe als er."

Der Wirt kommt dazu. „Das mach' ich auch immer", brummt er zustimmend.

„Mein Gegner geht All-In. Das heißt: Er setzt alles. Daraufhin denke ich, er denkt, ich hab' ein schlechtes Blatt, zumindest ein schlechteres Blatt als er und er will mir nochmal zeigen, dass ich es besser nicht mit ihm aufnehme."

Der Wirt nickt.

„Ich denke aber, er denkt, dass er mich so mit seinem schlechten Blatt aus der Runde bluffen kann und gehe mit. Verstehst du?"

Martin ist auf dem Tresen eingeschlafen.

„Wer hat gewonnen?", fragt der Wirt.

„Das ist ja nicht der Punkt. Mein Problem ist: Ich denke zu viel."

Stille. Der Wirt denkt nach und Martin fängt an zu schnarchen.

„Das mach' ich auch immer", brummt der Wirt und lacht, obwohl er nichts verstanden hat.

Ich zahle und schwanke nach Hause. Es wird langsam hell. Ein Auto fährt vorbei und ein kleiner Junge sitzt auf dem Rücksitz und winkt mir zu, aber vielleicht bilde ich mir das auch nur ein.

„Bitte bringen Sie mich nach Hause."

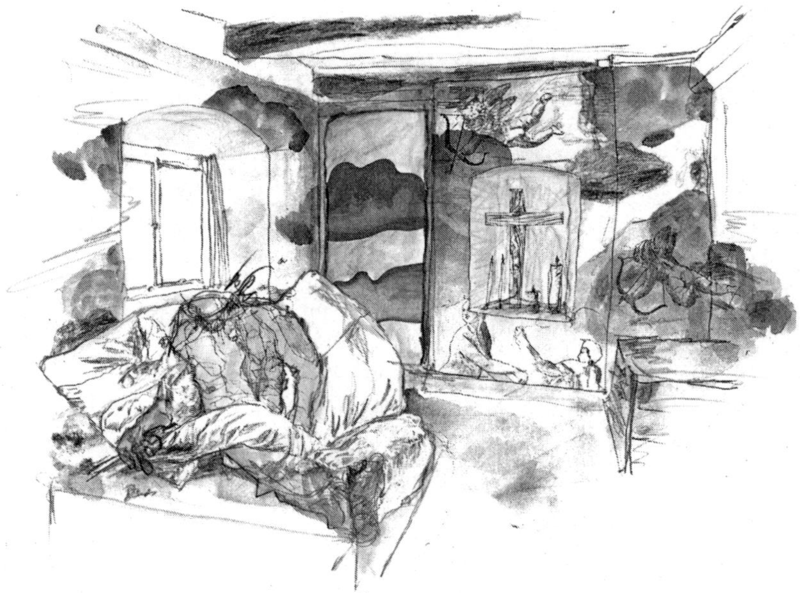

Kater

Mein Telefon klingelt.

Diesmal ist es nicht das Festnetz, das merke ich sofort. Denn damit es das Festnetz sein könnte, müsste ich in meinem eigenen Bett liegen und das tue ich nicht. Meine Skizzen sind nicht aufzufinden, meine Klamotten fehlen und ich habe einen Kater, der es in sich hat und den ich nicht, wie mein imaginäres Haustier, anzweifeln kann.

Das Zimmer erinnert an eine Mischung aus Jugendherberge und Kloster. Ein kleines Bett, in dem ich liege, ein simpler Holzschrank und ein Nachttisch mit einem kleinen Kreuz darauf. Hatte Professor Doktor Wundt nicht etwas von einem Totem gesagt?

Ich trage einen geschmacklosen Schlafanzug in Mintgrün und versuche herauszufinden, wie ich in diese absurde Situation gekommen bin oder für welchen Teil meines Bewusstseins dieser Raum stehen soll.

Meine Langeweile?

Oder habe ich vielleicht noch jemanden getroffen auf dem Heimweg? Bin ich bei Martins Freundin gelandet? Ich denke und denke und finde doch keinen Anhaltspunkt – da muss ich plötzlich anfangen zu lachen. War das nicht das Ziel? Wolltest du nicht diesen Filmriss? Diesen Neustart?

Die Tür öffnet sich.

„Darf ich hereinkommen?", murmelt eine mir bekannte Stimme.

„Wenn ich meine Klamotten wiederbekomme und Sie mir erklären, wie ich in dieses Bett gekommen bin, dann gerne."

Herr Niemöller steckt seinen Kopf ins Zimmer und lächelt mich gutmütig an. „Einen gesegneten Morgen, lieber Herr Nachbar. Ich sehe, Ihren Humor haben Sie noch nicht verloren, im Gegensatz zu Ihrer Orientierung." Er reicht mir eine Tasse Kaffee und legt meine frischgewaschenen Klamotten auf den Nachttisch, dann bemerkt er das Kreuz in meiner Hand. „Sie können es behalten, vielleicht brauchen Sie es gerade dringender als ich. Zumindest schienen Sie gestern ein wenig Beistand zu brauchen, als Sie versucht haben, um vier Uhr morgens mit Ihrem Schlüssel meine Tür zu öffnen."

So unangenehm es mir ist, mich wie ein besoffener Teenager benommen zu haben, so froh bin ich, in Gesellschaft aufzuwachen. Dafür, dass ich Herr Niemöller so viel zu verdanken habe, habe ich mich nie richtig bei ihm bedankt.

Meine Klamotten seien unbrauchbar gewesen, lässt er mich wissen, darum habe er sich erlaubt, meine Sachen zu waschen. *Unbrauchbar* ist in diesem Zusammenhang, wohl die freundliche Umschreibung von *vollgekotzt* oder *eingepinkelt*, aber solche Worte würde mein gläubiger Nachbar nie in den Mund nehmen. Ich frage nach meinen Skizzen, aber er versichert mir, dass er mich ohne Tasche, Rucksack oder Ähnlichem an seiner Tür vorgefunden hat.

Nach einer Weile wortlosen Beisammenseins fragt er mich direkt und unausweichlich, in einer Art, wie ich es mir von meinen engsten Bezugspersonen stets gewünscht habe: „Geht es Ihnen gut?“

Ich zögere einen Augenblick, ringe fast mit den Tränen wegen der ehrlichen Anteilnahme. In mir steigt der Drang auf, mich jemandem anzuvertrauen. Die Meinung eines normalen oder zumindest halbwegs normalen Menschen über meinen Geisteszustand zu hören. Doch ich bringe den Mut nicht auf. „Sehr gut. Danke der Nachfrage. Eine alte Internatsfreundin war in der Stadt und es ist wohl etwas ausgeartet.“

„Verstehe.“ Mitleidig sieht er mich an und spricht vermutlich gerade ein Gebet meinetwegen. „Haben Sie das mit dem Feuer mitbekommen?“

„Nein, welches Feuer?“

„Grauenhaft, ein ganzer Block ist abgebrannt. Es steht in jeder Zeitung. Und das so kurz vor Weihnachten. Wissen Sie schon, wie Sie die Feiertage verbringen werden?“

Ich schüttele den Kopf und höre ein Knacken in meinem Nacken. Die Welt dreht sich, als ich bemerke, wie sich mein Kopf von meinen Schultern löst. Er fällt einfach ab. Rollt über den Boden und bleibt an der Türkante kleben, doch das scheint Herrn Niemöller nicht zu kümmern.

„Sie sollen wissen, dass Sie hier immer einen Stuhl an der Tafel und ein Bett für die Nacht haben. Nur, falls Ihnen die Decke auf den Kopf fällt.“

Aus dem Augenwinkel sehe ich meinen Körper sich von Herrn Niemöller verabschieden, sehe, wie Blut aus der offenen Wunde fließt und ihm das Gesicht benetzt, wie sich seine Arme um mich legen und er wie ein Schlachter in der Mittagspause im Zimmer bleibt, während mein Körper im mintgrünen Schlafanzug, mit meinen Klamotten unter dem Arm und dem Kreuz in der Hand das Haus verlässt.

Blutverschmiert, weinend und dennoch lächelnd sitzt Herr Niemöller auf der Bettkante, wie ein Märtyrer, der schon viel zu lange auf den Jüngsten Tag wartet.

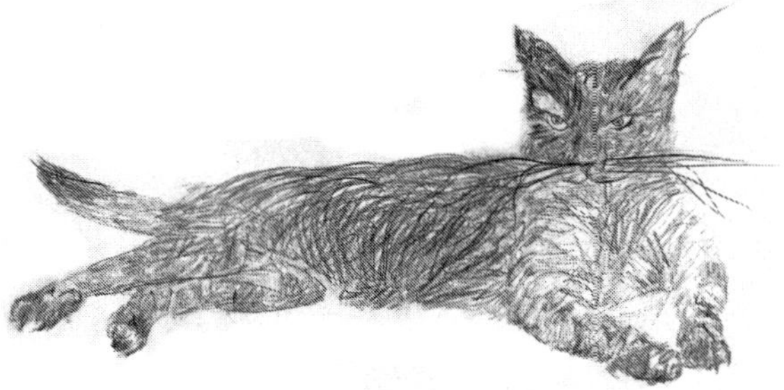

Der Weg nach innen

Vor meiner Haustür liegt eine Katze.

Ich reibe mir die Augen und kneife mich mehrfach, aber sie sitzt weiterhin auf meiner Fußmatte und maunzt um Aufmerksamkeit.

Eine streunende Katze mehr nicht.

Kontrolliere deine Gedanken!

Mit dem Kreuz in meiner Hand komme ich mir vor, als würde ich dem Vierbeiner den Teufel austreiben wollen, während ich vorsichtig versuche, mich in meine Wohnung zu schieben, ohne dass sie mit hinein kommt.

Es gelingt mir nicht.

Ihr Fell ist weiß und, um die Ironie perfekt zu machen, hat sie über ihren blauen Augen auf der linken Seite einen schwarzen Fleck.

Jokers Negativ. Gewissermaßen seine Antithese.

„Willst du mein Totem sein?"

Sie schnurrt.

Merkwürdig, wie das Leben beginnt zu kommunizieren, sobald man sich die Zeit nimmt zu lauschen. Sich entscheidet, die Dinge miteinander abzugleichen und Schlüsse zu ziehen.

Meine Skizzen waren auch auf der Straße nicht zu finden und die berechtigte Frage stieg in mir auf, ob auch sie Einbildung waren. Woher nehme ich die Gewissheit, dass etwas wirklich ist. Wirklich war? Oder jemals sein wird?

Gibt es eine solche Gewissheit überhaupt? Oder ist das ganze Leben Illusion, wie die Hindus sagen. Das habe ich mal irgendwo gelesen, dass es nur darum geht, den Schleier zu lüften. Den Schleier der Materie.

Lüften wäre zumindest ein guter Anfang, denke ich mir, da so gut wie kein Sauerstoff in meiner Wohnung verblieben ist. Meine neugewonnene Freundin macht keine Anstalten, den Rückzug anzutreten, darum lasse ich die Tür auf und arbeite mich von Fenster zu Fenster voran, um auch diese zu öffnen.

Meinen Blick gesenkt, versuche ich nicht zu viel auf einmal wahrzunehmen und mich Stück für Stück durch die Tatsachen zu kämpfen. Anhaltspunkte und Fakten zu finden, auf denen ich mein neues Verständnis von Realität aufbauen kann. Ein Fundament. Ein Rohbau. Oder wie Herr Niemöller sagen würde: ein Haus, das auf Stein und nicht auf Sand gebaut ist.

Der Boden ist sauberer, als ich ihn in Erinnerung hatte. Kein Müll, keine Katzenexkremente. Obwohl – das hatte ich schon so erwartet. Wenn ich keinen Kater bei mir hatte, dann ist das ja nur die logische Konsequenz und gleichzeitig ein Zeichen dafür, dass ich jetzt klar sehe.

Logik.

Die Dinge müssen logisch sein, damit ich ihnen vertrauen kann.

Ich frage mich, wann meine Psychose begonnen hat. Oder ob ich eventuell sogar damit geboren wurde ... Nein. Ich war eigentlich ein ganz normales Kind und es muss Joker gegeben haben, damit ich ihn mir später einbilden konnte. Er ist ja kein imaginärer Freund gewesen, so wie Lea.

Oder gab es sie auch? Zumindest anfangs? Wo liegt dieser Anfang?

Es maunzt zu meinen Füßen und mein neues Totem bringt mich tatsächlich zurück auf den Boden der Tatsachen. Diese Fragen haben keine Antworten.

„Sie sind sinnlos“, spricht die kleine Katze zu mir. „Fokussiere dich auf deinen Atem. Streichle meinen Kopf und dann schau es dir einfach an. Es ist dein Haus.“

Ich schließe die Augen und vertraue dieser neuen Stimme, lasse mich von ihr leiten. Atme ein. Atme aus.

Eins.

Zwei.

Drei.

Ich komme.

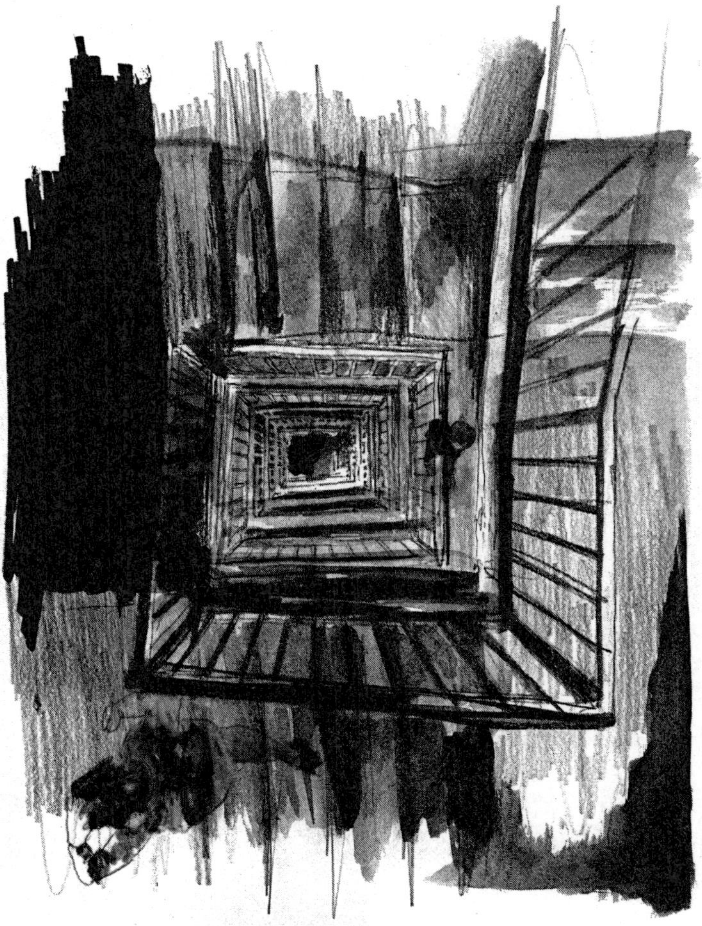

Die Zimmer

Ein brennendes Kaminfeuer, das in regelmäßigen Abständen knistert und kleine Funken wirft, die jedoch schnell und restlos in der Luft verglühen.

Ein gemütlicher Ohrensessel, der sich mit Hilfe eines Mechanismus in eine Liege umwandeln lassen kann, auf der sich selig der Nachmittag verträumen lässt.

Eine Tasse Oolong, nicht zu heiß und nicht zu kalt, mit einem kleinen Kännchen Milch.

Das Geräusch von Regen, der gegen meine Fensterscheibe prasselt und mein kleines Zuhause in eine uneinnehmbare Festung verwandelt.

Die Stimme meiner Mutter, die mir sagt, dass das Essen bald fertig sein wird.

Vanillepudding.

Ein schnurrender Kater auf meinem Schoß und ein gutes Buch in meinen Händen.

Pure Entspannung. Vollkommenes Glück. Alles hat seinen Platz gefunden. Der Raum ist fertig. Makellos. Die Erinnerungen fixiert und eingefangen.

Ich schließe die Tür ab und schlucke den Schlüssel herunter. Nur so kann ich sicher sein, dass niemand außer mir Zugang hat. Der Schlüssel liegt in mir begraben, versenkt auf dem Grund des Meeres.

Zimmer für Zimmer kämpfe ich mich durch die Stockwerke.

Den Raum für meine Ängste.

Verrückt zu sein.

Allein gelassen zu werden.

Menschen sterben sehen zu müssen.

Nie wirklich gelebt zu haben.

Nie geliebt worden zu sein.

Nie geliebt zu haben.

In manchen Zimmern wohnen nur Gefühle. Sie äußern sich durch Licht und Farben, ansonsten ist der Raum anscheinend leer. Andere sind wahre Mosaike, Kunstwerke in Maß und Perfektion.

Der Raum für meine Träume.

Riesige leere Leinwände.

Der Raum für meine Zukunft.

Nichts als Linien, die sich immer mehr verzweigen, letztlich zu einem Strudel zusammenfließen.

Jeder Schlüssel wird geschluckt, in der Tiefe versenkt und klug wie Ariadne, die ihrem Theseus einen roten Wollfaden mit ins Labyrinth des Minotaurus gab, schreibe ich Stichworte an die Türen. Beiße mir in den Zeigefinger, bis das Blut hervorquillt und nutze ihn als Stift. Brotkrumen, um aus dem Wald herauszufinden.

Allerdings fürchte ich, ich könnte dem Schatten einen Gefallen tun, wenn diese Stichworte all zu eindeutig wären. Ich fürchte, eine Übersicht über meine Ordnung könnte ihm nur Möglichkeiten für ein vollkommeneres Chaos bieten, darum verschleiere ich meine Bezeichnungen.

Ein Schuh, schreibe ich an die Tür zu den Internatserinnerungen.

Chlor an den Eingang zu den Erlebnissen mit meiner Mutter.

Karpfen. Das Codewort für alle Scham, die ich empfunden habe.

Ich nehme stets das erste Wort, das sich aus meinem Unterbewusstsein schält, und bilde eine Assoziation dazu. So hoffe ich, doppelt gesichert zu sein vor dem Minotaurus und der Hexe, die dort im Dunkeln lauern.

Ich schlucke den Schlüssel zum Raum meines logischen Denkens. Das Wort ist Einstein. Ich schreibe *Wirrkopf* an die Tür.

Alle zehn Finger sind aufgebissen und der Flurboden voller Blutstropfen. Mein Bauch schwer von Metall.

Nur kurz hinlegen. Eine Pause. Nur ganz kurz ausruhen.

Hier. Auf dem Flur.

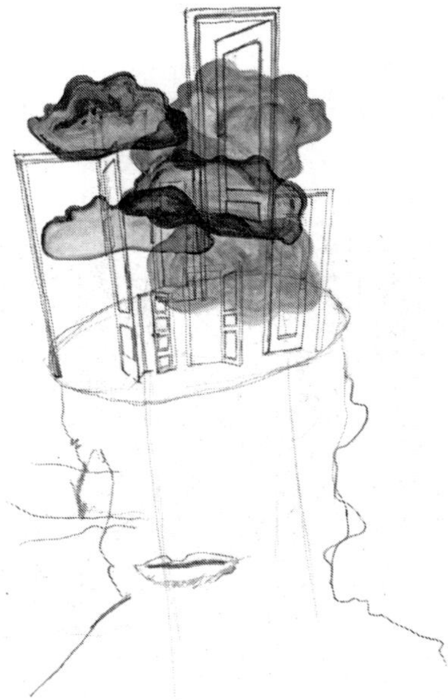

Akzeptanz und Logik

Ich habe beschlossen, nicht verrückt zu sein. Es mir zwanghaft auferlegt, wie ein Gesetz, wie ein Mantra, was ich von nun an erfüllen muss. Das war die einzig logische Konsequenz, die ich aus meiner Lage ziehen konnte.

Meine Wohnung war sauber. Es gab keine Anzeichen dafür, dass eine Katze um ihr Überleben gekämpft hat. Aber im Küchenschrank gab es Katzenfutterdosen und auf dem Boden waren Näpfe. Zumindest glaube ich, diese Dinge gesehen zu haben.

Doch wie findet man heraus, ob man defekte Sinne hat? Augen, die einem einen Streich spielen, Erinnerungen, die Bilder eines nicht gelebten Lebens gespeichert haben?

Richtig. Man beschließt, nicht verrückt zu sein oder sich so fühlen zu müssen. *Umarme den Widerspruch,* hat mir das Internet geraten, als ich nach dem Stichwort *gestörte Realitätswahrnehmung* gesucht habe. Letztlich ist es ja auch nicht so, als könnte ich meine Wahrnehmung austauschen, ich kann sie nur logisch hinterfragen und sie genau prüfen.

Der erste Schritt war es, der weißen Katze das Genick zu brechen.

Es fiel mir sonderbar leicht. Ich dachte an das schnappende Geräusch aus meiner Kindheit, als mein Vater Joker in den Garten gebracht hatte und drehte den schnurrenden Kopf so schnell herum, wie ich nur konnte.

Die Katze war real. Es schnappte. Und der Schmerz, den ich in meiner Brust spürte, war es auch – so furchtbar war es, ihr weißes lebloses Fell in meinen Händen zu halten.

Dennoch beruhigte mich dieses Erlebnis ungemein und ich war dankbar für das Geschenk, das mir mein Totem hinterlassen hatte. Das Geschenk hieß Akzeptanz und Logik.

Alles, was ich sehe, hat einen Grund gesehen werden zu wollen, doch muss es mich nicht dazu verführen zu handeln. Die Dinge sind real, auch wenn andere sie nicht sehen können. So real wie die Tränen, die mir jetzt über die Wangen laufen, als ich den leblosen Katzenkörper aus Gewohnheit in meinen Kleiderschrank lege.

Ich schließe die Tür, auch wenn es hinter ihr kratzt und miaut. Das kann ich ignorieren, denn es kann nicht real sein.

Akzeptanz und Logik.

Ich beschließe also, meine Träume zu ignorieren, zumindest bis ich wieder mit Professor Doktor Wundt sprechen kann. Ich beschließe, meiner Arbeit nachzugehen. Ich beschließe, nicht verrückt zu sein.

Ganz einfach. Ganz simpel.

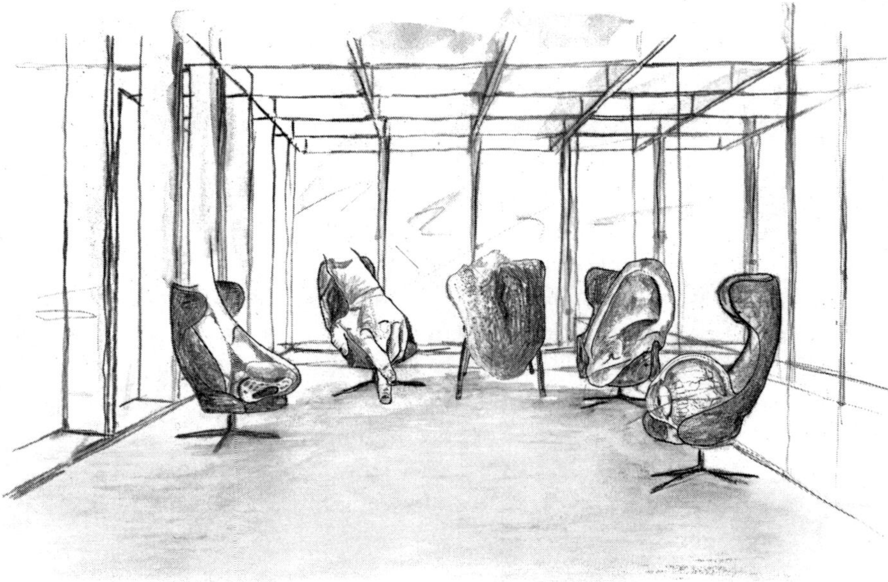

Die Konferenz der Sinne

Gegen 8 Uhr ruft täglich das Krankenhaus an, allerdings höre ich die Nachrichten nicht mehr ab, die auf meinem Anrufbeantworter hinterlassen werden.

Ich beschließe, keinen Tumor zu haben. Es gibt dafür keinen logischen Grund. Ich bin Mitte zwanzig, körperlich fit, in meiner Familie gibt es keine Fälle von Tumoren, mein Vater ...

Ich gehe zu Arbeit. Der Bus ist wie immer voller Menschen, die irgendwie unglücklich aussehen. Kein kleiner Junge, der nach Hause gebracht werden will, keine Katzen, alles ganz normal.

Die einzige Unregelmäßigkeit, die mich herausfordert, ist dieser Geruch. Benzin.

Meine fünf Sinne halten eine imaginäre Konferenz ab und rufen den Geruchssinn in den Zeugenstand:

„Verehrte Brüder und Schwestern, liebes Gehirn, ich möchte unser erst kürzlich beschlossenes Abkommen in keiner Weise in Frage stellen oder herausfordern. Viel mehr sehe ich es als meine Pflicht an, jeden noch so kleinen Vorfall zu melden, um ihm den Ratschluss unserer gemeinsamen demokratischen Grundordnung auszusetzen, daher vermelde ich: Es riecht erstaunlich nach Benzin in diesem Bus!"

„Busse fahren mit Benzin!", schreien meine Augen, empört über eine solche Verschwendung ihrer wertvollen Zeit. „Autos tanken! Wir haben uns der Logik verschworen, werter Bruder, also bitte rufen Sie uns erst wieder zusammen, wenn es nach Vanillepudding oder Chlor riecht."

„Wie fühlt sich denn der Sitz an? Ist es irgendwo feucht?", wirft mein Tastsinn mediativ ein.

„Feucht ist die Hose vom Obdachlosen in der letzten Reihe", erwidern wieder die Augen, „aber der riecht bestimmt nicht nach Benzin!"

„Ja, das rieche ich auch", antwortet mein Geruch erneut, „den meine ich nicht, aber ..."

„Nicht so laut!", beschweren sich meine Ohren. „So kann ich ja rein gar nichts hören!"

„Also ich schmecke rein gar nichts", sagt mein Geschmack. „Ich hab ein ziemliches Pappmaul und das hat ebenfalls nichts mit Benzin zu tun."

„Riecht es denn wenigstens nach außergewöhnlichem Benzin? Sagen wir nach E10 oder Super Turbo oder einfach nur nach Diesel?", erkundigt sich mein sechster Sinn für Übernatürliches, der normalerweise nur still in seiner Ecke sitzt und seine Existenz bezweifelt.

„Nun ja, wenn ich ehrlich bin, weiß ich nicht, ob ich das zuverlässig auseinanderhalten könnte. Es riecht einfach nach Benzin", gibt meine Nase klein bei.

„Oh Gott! Wolltest du also mal den Alarmknopf testen oder was?", rufen meine Augen. „Wolltest mal schauen, ob wir auch alle da sind? Unsern Job ernst nehmen? Ob jemand kommt, wenn man die 110 anruft? Du regst mich auf!"

„Nicht so laut, bitte!"

„Nein, das kotzt mich an!"

Mein Sehsinn ist nicht zu bremsen. „Die Lage ist ernst genug und dann so was!“

„Ich dachte, lieber sichergehen, als das Nachsehen haben“, stichelt mein Geruchssinn zurück.

„Das Nachsehen?! Ich glaub, meine Iris juckt! Ich geb dir gleich Nachsehen, ihr könnt ja mal nachsehen, wie ihr ohne mich klar kommt!“

„Die Augen haben die Konferenz verlassen“, stellen meine Ohren fest.

„Wie fühlt sich das an? Willst du drüber reden oder soll ich dich einfach in den Arm nehmen?“, bietet mein Tastsinn an.

„Lass mal gut sein mit dem Fühlen“, sagt mein Geschmack bitter, mir ist schlecht.

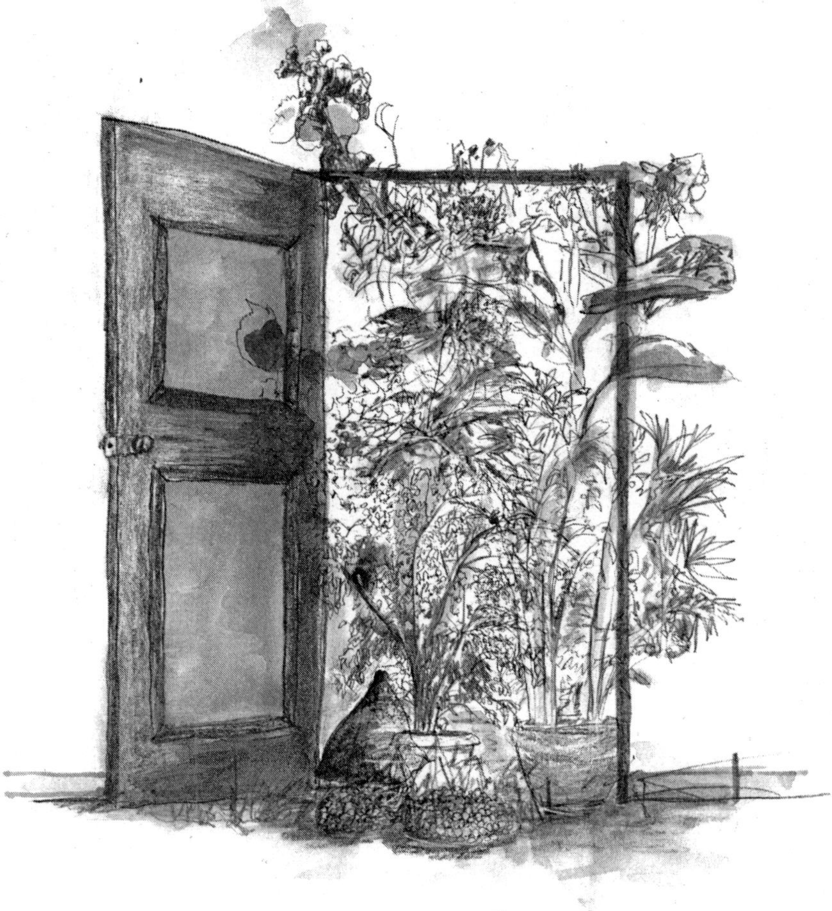

Ein ganz normaler Tag

Ein ganz normaler Tag. Es wäre so wunderbar, wenn ich diesem Gefühl restlos vertrauen könnte.

Auf dem Weg zum Tierheim ruft mich Herr Olpe an, wünscht mir einen guten Morgen und bittet mich, der Praktikantin Sandra nicht noch einmal so einen Schrecken einzujagen wie vor einigen Tagen.

Das Licht brennt bereits und im Schaufenster wedeln vier abgemagerte Hundewelpen um die Wette, damit jemand ihnen ein neues Zuhause schenkt. Ich kann ihren Wunsch nur zu gut nachvollziehen.

Als ich eintrete, überkommt mich der altbekannte Geruch von Tieren, Stroh und Urin-Zitrone. So nennt Herr Olpe das Putzmittel, das den Geruch zahlreicher Tierexkremente übertünchen soll, aber stattdessen einen ganz eigenen Gestank erschafft: Urin-Zitrone.

Als ich selbst noch Praktikant war, habe ich eine Woche lang ein Stechen in der Nase gespürt und den Gestank dann fast gar nicht mehr wahrgenommen. Als hätte mein Gehirn verstanden, dass es keinen Wert mehr hätte, Alarm zu schlagen, da ich mich der Situation nun regelmäßig aussetzen würde. Wie man sich doch an Dinge gewöhnen kann. Nie hätte ich gedacht, dass mir dieser Geruch mal Freude bereiten würde.

„Ich bin gleich für Sie da", ruft eine Stimme aus dem kleinen Büro, das eigentlich *mein* Reich sein sollte.

Groß ist dieses Reich nicht. An der Wand steht ein kleiner Schreibtisch mit einem viel zu alten Computer, der weder Internet noch ausreichenden Speicherplatz hat. Fast scheint es, als wäre auch er abgegeben worden, weil ihn niemand mehr wollte. Neben Excel, das für Abrechnungen und das Katalogisieren von Tieren, Futtermitteln und den allgemeinen Versorgungsaufwand benutzt wird, befinden sich noch die Spiele Solitär und Minesweeper auf der Festplatte, um die ewig langen Stunden, in denen absolut nichts passiert, zu überbrücken. Eine große Pinnwand voll mit Kontakten von Tierärzten und Vermisstenanzeigen bedeckt die andere Hälfte der Wand und im Eck neben der Eingangstür findet sich noch ein kleiner Beistellhocker, auf dem das eigentliche Heiligtum thront: der Wasserkocher. Nebst meiner Lieblingstasse und einer Holzbox voller verschiedener Teesorten.

Mit genau dieser Lieblingstasse in den Händen und meinem Lieblingstee in dieser Lieblingstasse tritt eine sehr junge Frau mir nun aus dem Büro entgegen und an die Theke. Sie hat kurze, rotgefärbte Haare und kabellose Kopfhörer in den Ohren und sieht kein bisschen aus wie Lea.

Als sie mich erblickt, schreckt sie ein wenig zurück und scheint sich nach kurzer Abwägung und einem Blick zur Tür zu entschließen, besonders freundlich zu sein.

„Ah, Sie sind es. Herr Olpe hat mir schon Bescheid gesagt. Ich bin Sandra." Sie nimmt ihre Kopfhörer aus den Ohren, lächelt mich an und reicht mir die Hand.

Das Gehirn ist schon ein wahrer Künstler, denke ich. In Momenten größter Not und größter Verzweiflung mobilisiert es die letzten Reserven, verbindet Kreativität mit purem Überlebenswillen und erschafft eine neue Realität oder eine neue Identität. Eine neue Persönlichkeit, die stark genug ist, die unmittelbaren Reize der Umgebung zu ertragen, jemanden, der fähig ist, den Körper aus der eingetretenen Schockstarre heraus zu navigieren. Es ist ein letztes Aufgebot, da die sonst drohende Konsequenz ein irreparabler Schaden des gesamten Systems wäre. Ein Trauma, ein seelischer Schmerz, aus dem man sich nicht mehr erholen kann, ein Langzeitdefekt. Es ist wunderschön, sich bewusst zu machen, wie sehr der Körper leben will, wie schnell das animalische Nervensystem handelt, um sich zu schützen, mich zu schützen vor drohender Gefahr.

Doch scheint mir, mein Gehirn muss einen Fehlalarm ausgelöst haben. Es war gut gemeint, aber ein Fehlalarm. Warum sonst hätte ich mir aus dieser rothaarigen Vertretung meine Internatsfreundin imaginiert? Und habe ich nicht gerade durch den Entschluss meines Gehirns zur Verteidigung den eigentlichen Schaden genommen? Bin ich nicht gerade dadurch von meinem Hirn entfremdet worden, von meiner Realität verwaist?

„Sie sind wohl nicht der Gesprächigste, was?"

Ich bemerke, dass ich ihre Begrüßung nicht erwidert habe und geschlagene Zeit vor mich hingestarrt haben muss, vermutlich auch noch in ihren Ausschnitt, obwohl ich ihn erst jetzt wirklich wahrnehme. Wie peinlich. Scham kommt in mir auf, wie ein ertappter Schuljunge fühle ich mich und druckse herum, versuche, an die Decke zu schauen.

„Entschuldigung, äh, ich bin Herr Neumann."

„Ich weiß. Wollen wir uns nicht duzen?"

„Gerne."

„Sie sehen ordentlich verprügelt aus. Äh, ich meine: *du* siehst ordentlich verprügelt, also du siehst scheiße aus", sagt Sandra forsch. „Was ist mit deinem Gesicht passiert?"

Schlagartig fällt mir ein, dass ich noch immer die Narben vom Busunfall in meinem Gesicht trage und fasse mir an den rasierten Schädel.

„Gott, war das zu direkt? Tut mir leid, ich bin nicht besonders gut mit Menschen, Tiere kann ich besser. Ich hoffe, Sie haben nicht wieder vor wegzurennen, weil ich wirklich dringend losmuss." Sie greift nach ihrem mehrfach geflickten Rucksack, weicht meinem Blick aus und setzt sich ihre Kopfhörer ein.

„Schon in Ordnung. Ich weiß, dass ich scheiße aussehe. Bis dann, Sandra."

„Bis dann, Herr Neumann, also ich meine *du*, bis dann *du*." Sie fragt nicht nach meinem Namen und verlässt ein wenig überstürzt das Tierheim, schwingt sich draußen auf ein Fahrrad und braust, ohne noch einen Blick durch das Fenster zu werfen, davon.

Eine Mischung aus Erleichterung und Enttäuschung breitet sich in mir aus und ich frage mich, ob ich sie lieben könnte, diese Sandra.

Diese Frage ist reine Routine. Sie begleitet mich seit meiner Pubertät – seit der seltsamen Zeit, in der die Gehirne meiner Mitschüler mit Hormonen geflutet wurden, die Körper breiter und größer, behaarter und muskulöser wurden und sie begannen, wie die Weltmeister zu masturbieren und von Sex zu träumen.

Ich bin weder besonders groß noch breit noch muskulös und behaart geworden, und vielleicht lag es daran, dass Geschlechtsverkehr, Brüste und Ärsche nie eine besondere Faszination oder Anziehung auf mich ausgeübt haben.

Asexualität bezeichnet die Abwesenheit sexueller Anziehung und ein nicht vorhandenes Interesse und Verlangen nach Sex, las ich später im Internet. Ich begann darüber nachzudenken, über den Ursprung dieses Phänomens und fand im Ausbleiben körperlicher Nähe in meiner Kindheit eine mögliche Erklärung. Meine Eltern lehrten mich schon früh die Notwendigkeit des sterilen Umgangs miteinander, so konnte ich vermutlich überhaupt nicht lernen, was Nähe und Körperlichkeit eigentlich ausmachen und habe sie dementsprechend auch nicht vermisst. Es kam mir seltsam und befremdlich vor, wie andere Menschen sich in regelmäßigen Abständen um den Hals fielen, abküssten und ihre Finger heimlich in die Hosen oder unter die Röcke ihrer Partner gleiten ließen.

Liebe jedoch verstand ich gut. War es in meiner Kindheit doch ein Zeichen großer Liebe, Abstand zu wahren. Und so reagierte ich auf Menschen, die vorgaben mich zu mögen, aber sich mir körperlich näherten, mit Unverständnis und Distanz.

Vielleicht war ich aber einfach schon immer etwas anders.

Könnte ich Sandra lieben?

Ist sie real?

Als meine Gedanken aufhören zu schweifen, bemerke ich, dass ich noch immer an die Decke des Tierheims starre. Ich schaue mich um, suche nach Fehlern, aber ich finde alles an seinem Platz. Alles mehr oder weniger wie immer.

Ich esse ein Sandwich mit Schinken und Käse, das ich mir am Morgen noch zubereitet und mitgenommen habe, trinke einen Earl Grey aus der mittlerweile von mir gespülten und wieder in Besitz genommenen Lieblingstasse und lese die Zeitung.

Zwei Hunde, ein Papagei und drei Katzen finden im Verlauf des Tages ein neues Zuhause, während vier Hunde, acht Katzen und eine Boa constrictor bei uns Quartier beziehen.

Ein ganz normaler Tag. Es wäre so wunderbar, wenn ich diesem Gefühl restlos vertrauen könnte.

Ich schließe am Abend das Tierheim ab, doch es riecht nach Benzin. Im Bus sind dieselben unglücklichen Menschen und es riecht nach Benzin. Ich bin mir sicher, dass ich einer von ihnen bin, einer von diesen unglücklichen Menschen und lasse meinen Blick durchs Fenster schweifen.

Als wir losfahren, sehe ich nochmals zu meinem Arbeitsplatz. Für eine Sekunde kommt es mir vor, als würde das Haus brennen. Als würden die Tiere brennen und Lea mit Joker auf dem Arm auf der Türschwelle stehen.

Ich schließe meine Augen, schüttele den Gedanken von mir.

Das Gehirn ist doch ein wahrer Künstler, ein Meister der Imagination.

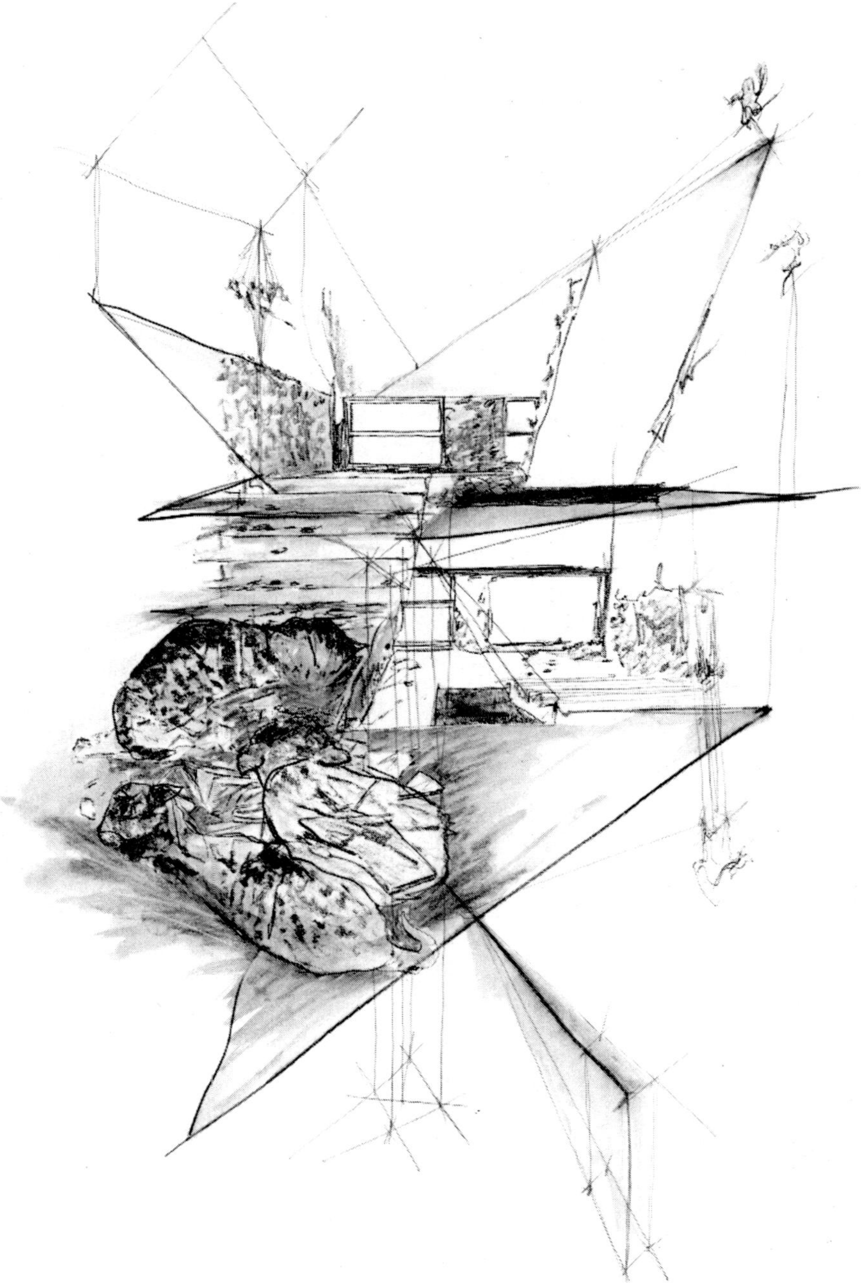

Die zweite Sitzung

„Da ist dieser Junge, den ich ab und an sehe."

„Was für ein Junge?"

„Ein Kind. Ein Lockenkopf. Er hat große grüne Augen und schaut mich an, starrt mich an und will meine Aufmerksamkeit, als wäre etwas sehr wichtig, und er will mir nicht sagen, was es ist."

„Was sagt er denn zu Ihnen?"

„Bitte bringen Sie mich nach Hause."

„Wann haben Sie ihn das letzte Mal gesehen?"

„Jetzt."

„Jetzt?"

„Er steht neben Ihnen und starrt mich an. Ich glaube, er will nicht, dass ich mit Ihnen rede. Ich glaube, er hasst Sie."

„Wieso glauben Sie das?"

„Ich weiß, was er denkt. Er will, dass ich ihn nach Hause bringe. Ich glaube, ich kenne ihn schon sehr lange."

„Dann versuchen Sie, Ihren alten Bekannten nach Hause zu bringen. Zeigen Sie ihm, wie schön Ihr Haus geworden ist, wie fleißig Sie renoviert haben. Wenn Sie sich jetzt in Ihr Haus denken könnten, mit dem Jungen, wo befinden Sie sich?"

„Auf dem Flur. Ich wollte ihm gerade mein Kinderzimmer zeigen, aber er möchte nicht hinein. Ich glaube, er hat eine Katzenallergie. Er möchte Joker nicht sehen."

„Seit wann befindet sich Joker in Ihrem Kinderzimmer?"

„Ich weiß nicht. Sie haben recht. Das stimmt nicht, das ist ein Fehler. Joker gehört in das Zimmer meiner Erinnerungen."

„Dann bringen Sie ihn dort hin, vielleicht gehört der Junge ja auch dort hin?"

„Nein. Der Junge ist keine Erinnerung. Er ist viel mehr als das. Ich glaube, der Junge bin ich oder er ist zumindest ein Teil von mir."

„Wenn er ein Teil von Ihnen ist, dann müsste er doch bereits zuhause sein. Tauschen Sie die Rollen, bitten Sie den Jungen vorzugehen, Sie zu führen, und folgen Sie ihm. Lassen Sie sich von ihm nach Hause bringen."

„Das gefällt ihm.“
„Gefällt es Ihnen?“
„Ich weiß es nicht. Da stimmt etwas nicht.“
„Was stimmt nicht?“
„Überall sind Schilder an den Türen.“
„Haben Sie diese Schilder nicht angebracht?“
„Ich weiß es nicht mehr. Ja, Sie haben recht, aber das sind nicht mehr meine Schilder, sie wurden ausgetauscht. Vor dem Raum für meine Ängste steht: *Außer Betrieb.* Das Zimmer für meine Sinne hat keine Tür mehr. Es ist voll von exotischen Gewürzen und voller Blumen, die ich nie gerochen habe, es läuft zwar Musik, die ich schon einmal gehört habe, aber sie bedeutet mir nichts.“
„Gehen Sie weiter, folgen Sie dem Jungen.“
„Da ist mein Fitnessraum für Adrenalin und andere Hormone, ein Fitnessgerät für jeden Botenstoff. Dann der *Tempel der Stille* mit einem kleinen Teich voller klarer Gedanken und den Fischen, die für Erkenntnisse stehen, die aber gerade von der weißen Katze herausgefischt werden, der Katze, die ich getötet habe.“
„Davon haben Sie noch gar nicht erzählt.“
„Ich bin auch nicht sicher, ob es wirklich passiert ist.“
„Was sehen Sie noch?“
„Ein Büro für meinen Verstand, für meine Gedanken. Ein Computer für Analyse, ein Lexikon für Logik. *Akzeptanz und Logik* ist mit Blut an die Wand geschrieben.“
„Wessen Blut?“
„Das der Katze.“
„Folgen Sie dem Jungen.“
„Der Flur ist voller Bilder. Familienbilder. Aber die Menschen darauf kenne ich nicht.“
„Kennt Ihr inneres Kind diese Menschen?“
„Nein. Also, ich glaube nicht. Der Junge geht einfach vorbei an den Bildern und Zimmern und schenkt ihnen keine besondere Beachtung. Er wird immer schneller, ich kann kaum Schritt halten ... Das ist seltsam.“
„Was?“
„Wenn ich schneller gehe, glaube ich, die Bilder zu kennen. Aus dem Augenwinkel erinnern sie mich an alte Fotografien aus

meiner Kindheit. Es ist fast so, als hätte man die Menschen ausgetauscht. Wie Schauspieler. Als wären es Paralleluniversen oder falsche Zwillinge.

Das ist nicht mein Vater, aber er hält ein Neugeborenes in den Armen, wie mein Vater mich gehalten hat. Das ist nicht meine Mutter, aber sie schaut aus dem Fenster, wie meine Mutter, die mir nachwinkt, wenn ich zum Schulbus gehe. Das sind ganz andere Menschen, aber sie leben mein Leben oder das Leben, von dem ich glaube, dass es meines war."

„Vielleicht sind Sie ein anderer geworden. Wollen Sie die Bilder abhängen?"

„Nein, das könnte ich nicht. Sie sind an ihrem Platz. Ich habe sie nicht aufgehängt, aber sie sind an ihrem Platz, da bin ich ganz sicher.

Da ist noch etwas ... so ein Geräusch."

„Was für ein Geräusch?"

„Wie ein Echo. Ein Schrei, der durch das Haus hallt. Der Junge ist stehengeblieben, vor der Treppe. Wir stehen vor den Stufen und er schaut über das Geländer in die Tiefe. Daher kommt das Geräusch. Es kommt von unten."

„Beschreiben Sie das Geräusch."

„Es klingt wie ein Tier, ein verblutendes Tier, das um sein Leben fleht. Es kommt aus dem Keller. Ich möchte nicht in den Keller, aber der Junge hat meine Hand genommen und führt mich die Stufen hinab."

„Warum möchten Sie nicht in den Keller?"

„Ich weiß es nicht, aber ich möchte nicht in den Keller."

„Bleiben Sie in der Wahrnehmung."

„Glas zersplittert. Da ist ein Loch im Glasdach. Jemand hat einen Stein hineingeworfen. Vorsichtig gehen wir über Glassplitter und treten auf tote Katzenwelpen."

„Was macht der Junge?"

„Ihm scheint das nichts auszumachen. Er zieht mich weiter in Richtung des Geräuschs. Es wird lauter. Es hallt durch das Treppenhaus und über die Flure, aber wir gehen weiter runter, runter in die Dunkelheit."

„Seien Sie mutig, Herr Neumann, mutig, wie das Kind. Nichts kann Ihnen hier mehr Schmerzen zufügen. Gehen Sie weiter."

„Aber ich will nicht … ich will nicht in den Keller."
„Bleiben Sie in der Wahrnehmung."
„Das Fundament des Hauses wackelt, die Wände vibrieren. Ich höre einen Körper, ein großes Gewicht, dass sich gegen eine Eisentür wirft, immer wieder aufs Neue, immer wieder schreit. Da ist etwas eingesperrt. Ich habe da etwas weggesperrt."
„Finden Sie die Tür."
„Der Junge führt mich weiter, wir gehen einen engen Gang entlang. Staub rieselt von der Decke. Lampen fallen herunter. Mein Haus wehrt sich. Es hat Angst.
Ich fühle, wie Bilderrahmen zerbrechen, Fenstergläser splittern, Türen aus den Angeln reißen. Ich laufe wie ein Schlafwandler durch mein auseinanderfallendes Haus. Den Gang entlang. Über mir reißt die Decke auf. Ein schwarzer Himmel. Die Stockwerke, das Treppenhaus, all die Wände und Räume brechen weg und es bleibt nur diese Tür am Ende des Ganges, der Rest ist Ruine. Schwarzer Sand oder eher Asche, die sich rechts und links von mir bis ins Unendliche verliert.
Ich sehe die Umrisse der riesigen Stahltür, mit zwei großen Ketten und einem Riegel ist sie verschlossen."
„Die Tür, die Sie gezeichnet haben."
„Ja, das ist sie. Ich will sie nicht öffnen.
Ich will zurück nach Hause, schreit der Junge. *Du hast mir mein Haus weggenommen, du hast alles kaputt gemacht!*"
„Bleiben Sie in der Wahrnehmung."
„Ich will nicht. Diese Schreie sind zu laut. Dieses Gewicht, das sich gegen die Tür wirft. Ich übergebe mich und erbreche die Schlüssel."
„Wie fühlen Sie sich?"
„Ich kann nicht mehr, ich will nicht mehr. Ich will sterben."
„Und der Junge?"
„Er hat den Schlüssel in der Hand oder bin ich das? Ich sehe mir zu, wie ich die Tür öffne, die Ketten sind schon ab. Bitte lassen Sie das nicht zu. Bitte halten Sie den Jungen auf.
Die Sicherung der Tür springt zurück. Mein Schatten wartet schon, wartet hinter mir. Es ist dunkel, kalt und auf einmal alles still."
„Was sehen Sie?"

„Der Junge schaut mir in die Augen, er ist traurig, aber ich glaube auch dankbar, er weiß, was geschehen wird. Er winkt mir und ich glaube, er will sich verabschieden.

Nein. Bitte bleib. Geh da nicht rein! Bitte nicht, wenn du da reingehst, dann ...

Mit einem quietschenden Geräusch öffnet sich die Tür, als öffne man eine Gruft, einen Sarkophag, eine Weltkriegskonserve.

Die Bienen brummen schon, die dort ihr Nest haben, doch sie fliegen an mir vorbei in die Dunkelheit, zu meinem Schatten. Sie fliegen zu meiner Mutter."

„Drehen Sie sich nicht um. Heute nicht. Lassen Sie die Schuld zurück. Folgen Sie dem Jungen, retten Sie ihn."

„Da ist kein Junge mehr. Nur das Brummen der Bienen und ihre Stiche und diese schwache Stimme, die sagt: *Erlöse mich.*

Meine Hände finden einen verspinnwebten Schalter. Neonröhren erhellen den Raum.

Da liegt ein Körper. Ein Körper auf einem Bett. Ein Braunbär auf einem Krankenbett. Voll mit Kabeln und unterlaufenen Augen, eine Braunbärenhülle. Nein. Nur ein Braunbärenkopf. Ein geschundener Braunbärenkopf, auf einem geschundenen Menschenkörper, meinem geschundenen Körper.

Erlöse mich."

„Wo ist der Junge?"

„Das ist der Junge. Das bin ich. Das ist mein Zuhause."

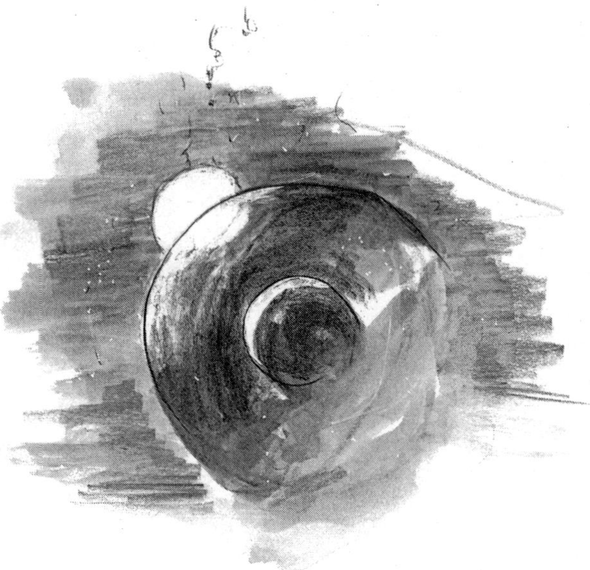

Fremdkörper II

Es ist ein ernstes Gespräch, das ich mit meinem Kopfführer führe, nachdem sie mich aus der beklemmenden Erfahrung meines unterbewussten Kellers zurück in die angenehmere Wirklichkeit der dunkelbraunen Ledercouch transportiert hat. Auf der sitze ich nun mit einem Glas Wasser in der Hand, atme und starre die große stumme Standuhr an.

Das Gespräch ist nicht etwa ernst, weil sich der Ton ihrer ruhigen vertrauenerweckenden Stimme im Vergleich zu unserer letzten Sitzung verändert hätte, sondern aufgrund der Thematik unseres Gesprächs. Psychopharmaka.

Genaugenommen ist es auch kein Gespräch, sondern gewisserweise ein Referat über die Vorzüge und die Begleiterscheinungen einer solch zusätzlichen, medikamentösen Therapie.

Ich sage dabei nicht viel, sondern versuche angestrengt, ihren Worten zu folgen und mich aus der Tiefenentspannung eines Hypnose-Patienten in die Wissbegierde eines Psychologiestudenten zu rappeln. Es gelingt mir nur bedingt, da ich noch voller

Eindrücke bin, damit beschäftigt, die Bilder und Symbole meiner Reise zu ordnen. Also nicke ich viel und versuche zumindest, den Eindruck zu erwecken, als würde ich verstehen, was mir Professor Doktor Wundt da erklärt.

„Die Einnahme von Perazin wird Ihnen helfen, Ihre Wahnvorstellungen und Halluzinationen von der Wirklichkeit zu unterscheiden. Sie werden klarer in Ihren Gedanken und Beurteilungen agieren können. Ihre Tagträume und Aussetzer werden verschwinden und Sie werden verstehen und begreifen können, was real ist und was nicht. Und somit werden Sie in Ihrem Alltag besser funktionieren und lernen, Ihrer Umgebung und Ihren Mitmenschen wieder zu vertrauen."

„Glaub ihr kein Wort", sagt mein Glas Wasser. „Sie lügt, sie will dir was andrehen. Sie macht das mit jedem, der hier reinkommt! Erst schön auf esoterisch und empathisch machen und dann kommt doch der Pillenhammer. Professor Doktor Pharma-Lobby, sag ich dir. Lass dich bloß nicht verarschen, ich bin schon Jahre hier und bin es echt leid, die Leute wie Gehirntote hier wieder reinkommen zu sehen."

Ich trinke mein Glas aus, um die Stimme zum Schweigen zu bringen. Gleichzeitig stelle ich mir vor, wie es wohl wäre, wenn *mich* jemand einfach hochnimmt und aus meinem Kopf trinken würde, um mich zum Verstummen zu bringen. Ich glaube, es würde gelingen und das tut es auch diesmal.

„Die Nebenwirkungen sind das, was den meisten Menschen dann doch Angst macht und von einer solchen Behandlung zurückschrecken lässt. Aber seien Sie beruhigt. Auch wenn Ihr Körper und Ihre Psyche eine Zeit brauchen, um sich auf das Mittel einzustellen, so habe ich überwiegend gute Erfahrungen gemacht, dass sich nach ein bis zwei Wochen eine Normalität und Routine im Umgang einstellt. Und die wenigen Fälle mit größeren Nebenwirkungen können durch ein Verändern der Dosis, einen Umstieg auf ein anderes Mittel oder ein Absetzen des Präparats folgenlos behandelt werden."

„Wie sind denn die Nebenwirkungen?", frage ich, plötzlich doch der Psychologiestudent, der ich niemals werden wollte.

Sie lässt eine Pause. Fixiert mich mit ihren smaragdgrünen Augen und ihrem freundlichen Lächeln – wie eine Schlange, die im Begriffe ist, ihr Opfer zu verschlingen – und versucht den unbequemen Teil des Beipackzettels dann so schnell wie möglich hinter sich zu bringen.

„Müdigkeit, Bewegungsstörungen, Blutdruckabfall mit reflektorisch erhöhter Herzfrequenz, Herzrhythmusstörungen, EKG-Veränderungen und Blutbildveränderungen. Insbesondere zu Beginn der Behandlung sind sogenannte Frühdyskinesien in Form von unwillkürlich-krampfartigem Herrausstrecken der Zunge, Verkrampfungen der Schlundmuskulatur, Kiefermuskelkrämpfe, Schiefhalsstellungen und eine Versteifung der Rückenmuskulatur möglich."

„Könnte ich noch ein Glas Wasser haben?"

„Selbstverständlich."

Für einen Moment bin ich allein in diesem Zimmer, von dem ich immer noch nicht weiß, ob es wirklich so existiert. Mit der riesigen stummen Uhr, der seltsam lebendigen Couch, die einen langsam, aber sicher zu verdauen scheint, wenn man darauf liegt, und dem dunkelblauen Teppichboden, der sich wie ein Meer vor mir ausbreitet und anfängt, Wellen zu schlagen, wenn ich mich darauf konzentriere.

Ich habe diese Fähigkeit als Kind geliebt, mich ganz meinen Tagträumen hingeben zu können. Ich liebe sie noch jetzt. Doch es wird Zeit, die Dinge klar zu sehen und einen Teppich einen Teppich sein zu lassen, das weiß ich.

Damit einem die Decke nicht auf den Kopf fällt, muss man seltsamerweise auf dem Teppich bleiben.

Die Doktorin kommt wieder, sie reicht mir ein frisches Glas Wasser und eine kleine Medikamentenschachtel mit der Aufschrift *Perazin*.

„Dies ist nur, damit Sie sich mit der Materie vertraut machen. Ich stelle Ihnen selbstverständlich auch ein Rezept aus und sollten Sie sich dennoch gegen eine medikamentöse Behandlung entscheiden, bringen Sie mir diese Packung einfach wieder mit und wir finden gemeinsam einen anderen Weg."

„Danke." Mir kommen fast die Tränen, so sehr rührt mich die Fürsorge meiner Kopfführerin. Noch nie hat mir jemand die Möglichkeit eines gemeinsamen Weges in Aussicht gestellt. Ich bin es gewohnt, dass Dinge für mich entschieden werden, ich vor vollendete Tatsachen gestellt oder ich allein für etwas verantwortlich gemacht werde. Ein gemeinsamer Weg, das wäre eine wünschenswerte Veränderung.

„Du bist so nah am Wasser gebaut, ist ja peinlich", sagt mein Glas Wasser und ich trinke auch dieses in einem Zug aus, aber nicht ohne davor die erste Tablette in den Mund zu nehmen.

„Gute Reise", wünscht mir Professor Doktor Wundt. „Wir sehen uns in drei Tagen."

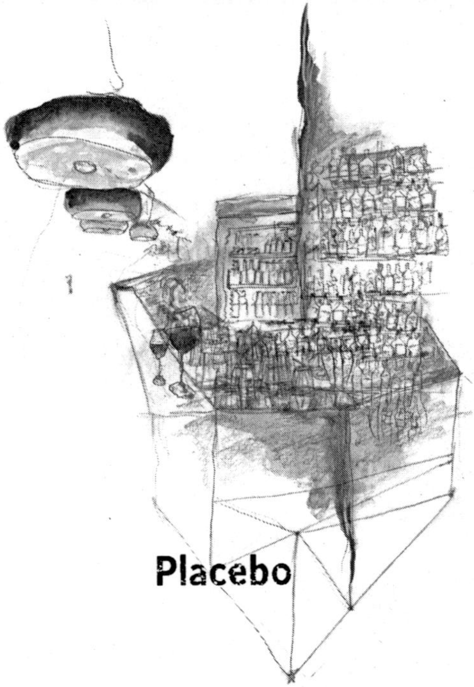

Placebo

Martin ist aufgebracht. Fassungslos starrt er mich an und versucht krampfhaft nachzuvollziehen, warum ich die Entscheidung getroffen habe, die ich getroffen habe, die mich unter anderem nun auch wieder in diese Bar am Ende der Buslinie gebracht hat.

Es ist spät. Vielleicht auch früh. Auf jeden Fall befinden wir uns in dieser relativ schwierigen Zeitspanne zwischen dem Abschluss eines Tages und dem Beginn eines neuen – eine Zeit, in der selten etwas wirklich Gutes geschieht.

Meine Zeitwahrnehmung ist aber, auch neben der nur vermuteten Uhrzeit, mehr als verzerrt, da ich seit geraumer Zeit auf etwas so Banales wie Schlaf verzichte. Wie auch schlafen, wenn man seine Träume fürchtet und seit neustem nun auch noch damit beschäftigt ist, seinen Körper und seinen Geist auf medikamentös herbeigeführte Veränderungen zu überprüfen.

„Wollt ihr noch einen?“, fragt der Wirt und deutet auf die leeren Gläser von Martin und mir.

„Nicht, bevor er mir erklärt hat, warum er krank sein soll?! Warum er diese Pillen schluckt!“

Martin klingt ein wenig wie das sprechende Wasserglas aus meiner Therapiesitzung, aber vielleicht klingen sprechende Gläser auch eher wie Martin. Die Gläser in der Kneipe geben mir bisher keine Möglichkeit, dieses Phänomen zu untersuchen, da sie stillschweigen. Vielleicht ist das ja schon ein kleiner Erfolg. Erfolge liegen ja bekanntlich im Auge des Betrachters.

„Stell dir vor, du spielst am Automaten", sage ich zu Martin und starte einen neuen Versuch.

Damit kann Martin etwas anfangen. Er nickt dem Wirt zu und ein weiteres Herrengedeck wird uns auf unverwechselbar grobmotorischer Weise – bei der mindestens die Hälfte der Flüssigkeit überschwappt, um dem Tresen seinen unverkennbar stechenden Alkoholgeruch zu verleihen – serviert.

„Wenn du gewinnst, versuchst du aus deinem Gewinn noch größeren Gewinn zu machen und spielst riskanter, da du ja im Plus bist und nur mit gewonnenem Geld spielst. Du verspielst dein Plus und ärgerst dich, aber aufhören kommt dir nicht in den Sinn, da du ja deinen Gewinn wieder haben möchtest und auch den Beweis hast, dass es möglich ist, zu gewinnen. Du machst Minus und spielst riskanter, weil du wieder auf Null kommen möchtest. Du verlierst all dein Geld und musst den Automaten freigeben. Aber du hast Angst, dass der nächste jetzt dein Geld und den Gewinn von vorhin rausholt, wenn du jetzt aufhörst."

„Ne, ne, das könnte dem Hurensohn so passen!", stimmt mir Martin zu und kippt sich seinen siebten Korn hinter die Binde.

„Deswegen reservierst du deinen Automaten und rennst zum nächsten Bankautomaten, um neues Geld zu holen und rennst zurück zu deinem Spielautomaten, um weiterzuspielen. Du gewinnst wieder, du kommst auf Null, du verlierst wieder. Aber du gehst nicht. Du bist gefangen in diesem Wettlauf zwischen den zwei Automaten, bis entweder einer nicht mehr mit dir spielen will, weil die Spielothek schließt oder dein Konto leer ist und du kein Geld mehr bekommst.

„Oder beides", sagt Martin, sich seiner Situation scheinbar bewusst und greift zu seinem Pils.

„Was ich sagen will: Wenn du ein Problem hast, dass du selbst nicht lösen kannst, brauchst du Hilfe. Deswegen bin ich zum Therapeuten gegangen und deswegen nehme ich diese Pillen."

„Bist du auch Spieler?", fragt mich der Wirt mit geheuchelter Anteilnahme und in leiser Hoffnung, in mir einen weiteren Stammkunden wie Martin gewinnen zu können ...

„Nein, ich bin ganz was anderes“, erwidere ich und fange ebenfalls an wieder zu trinken.

„Aber ich hab kein Problem!“, schreit plötzlich Martin, nachdem er endlich begriffen hat, dass mein Beispiel weniger mit meiner, als mit seiner psychologischen Ausgangslage zu tun hat.

„Ich spiel’ einfach nur gerne und will von diesem Hurenautomaten mein Geld zurück! Ich will mein Geld zurück!“ Er schlägt seinen Kopf auf den Tresen. „Ich will mein Geld zurück! Meine Freundin zurück! Mein ganzes altes Leben will ich wieder! Und meine Zeit auch! Ich will auch die letzten vier Jahre zurück! Ich will ...“ Martin fängt an zu bluten und lässt seinen Kopf schließlich auf dem Tresen ruhen, aber das kümmert in diesem Etablissement niemanden.

„Bist du eigentlich Architekt?“, fragt mich der Wirt.

„Nein, wieso?“

„Du hast letztes Mal deine Kritzeleien vergessen. Sind doch deine, oder?“ Er gibt mir einen Stapel Papier, der ebenfalls nach Alkohol riecht und aus angerissenen, versifften Skizzen besteht.

Meinen Skizzen. Ich überfliege die Blätter, um zu überprüfen, ob alles noch vorhanden ist und bemerke, wie sich etwas in mir von diesem Bündel loser Entwürfe lösen will, sich vielleicht im Nebeldunst meines letzten Besuches bereits absichtlich davon gelöst hatte.

„Wann soll’s denn fertig sein, das Eigenheim?“, fragt mich der Wirt.

„Es steht schon“, antworte ich ihm und eine tiefe Befriedigung macht sich in mir breit. Ein Gefühl, auf dem richtigen Weg zu sein. Einen Plan gehabt zu haben, diesen unbeirrt verfolgt zu haben und an ein Ziel gekommen zu sein. Die Befriedigung wächst wie ein Hochdruckgebiet und voll Übermut zerreiße ich meine Entwürfe und lasse sie wie einen sanften Sommerregen auf mich und Martin hernieder rieseln.

Ein normaler Wirt hätte vermutlich darauf bestanden, dass ich die Schnipsel wieder aufhebe oder später sauber mache, aber nicht in dieser Art Etablissement.

Ich nicke ihm zu und ein weiteres Herrengedeck wird aufgetischt.

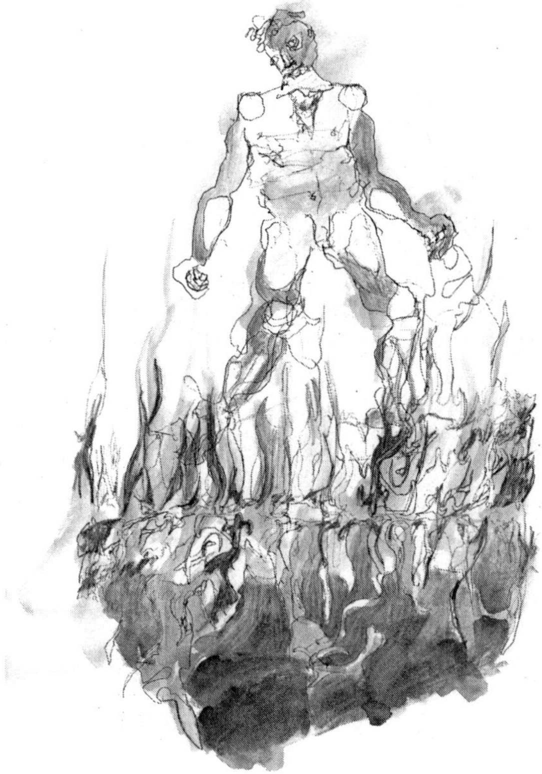

Inferno

Während ich auf den Leichnam meiner Mutter schaute, stellte ich mir eine Frage, die mir bis dahin noch nie in den Sinn gekommen war: War das für sie die beste Art zu sterben?

Natürlich war die Antwort eines Kindes, das noch keinen Begriff von Leben und Tod hatte, ein klares Nein und ich hätte ihr gewünscht, erst in hohem Alter – umringt von Kindern, Enkeln und Urenkeln, auf ihrem Landsitz mit Blick auf die untergehende Sonne – aus dem Leben zu scheiden.

Wie naiv ich doch war, wie empfänglich für eine Idylle, die mir mein Vater aus tröstendem Wohlwollen ins Hirn gepflanzt hatte, die aber rückblickend aus dem gleichen Stumpfsinn bestand, wie die sicher ebenso tröstlich gemeinten Aussagen der Trauergemeinde und des Pastors.

„Es war noch nicht ihre Zeit."

„Sie starb zu jung."

„Gott holt diejenigen, die er am meisten liebt, früher zu sich."

Wie einfach man sich das Leben noch in seinen Kindertagen vorstellt, in denen der Tod noch keine Form, keine Greifbarkeit, kein angeschwollenes, fahles Gesicht hat. Mit smaragdgrünen Augen.

Wie grausam von Erwachsenen den Kindern einzureden, dass es dieses Leben überhaupt geben kann, dass sie ihre eigenen Sehnsüchte, die aus ihren Todesängsten geboren werden, in Wunschträumen auf ihre Kinder projizieren.

Ich entschied mich wenig später, angesichts der Überreste meiner Mutter in einer Marmorurne, gegen die väterliche Idylle in meinem Kopf.

Es war für sie die richtige Art zu sterben, die für sie bestmögliche. Hatte sie doch ein Leben lang Angst vor Infektionen und Keimen gehabt. Angst, langsam dahinzusiechen, irrezuwerden oder komplett bettlägerig. Nun war sie mit einem unerwarteten Stich aus dem Leben gerissen worden. Plötzlich von einer unerwarteten, riesigen Welle vom Strand ihres Daseins gespült worden. In einer Intensität, die sie für ihren Tod nie möglich gehalten hatte.

Als ich mit viel zu kleinen Händen die Designer-Urne, die mein Vater entworfen hatte, in das dafür vorgesehene Loch im Boden betten sollte, machte ich mir beim Abschiednehmen ein Versprechen: Ich würde brennend sterben wollen.

So, wie die Flammen nun den Körper meiner Mutter auf ihre Essenz reduziert hatten, so würde ich es mir für mich wünschen, jedoch bei vollem Bewusstsein. Spüren, wie jede einzelne Zelle kochend einen finalen Tanz des Bewusstseins vollführen würde, um sich dem Tod dann waghalsig in die Arme werfen zu können.

Zu wissen, dies ist der letzte Moment, in dem ich leben werde, und dann vergehen in Glut, Rauch und Asche.

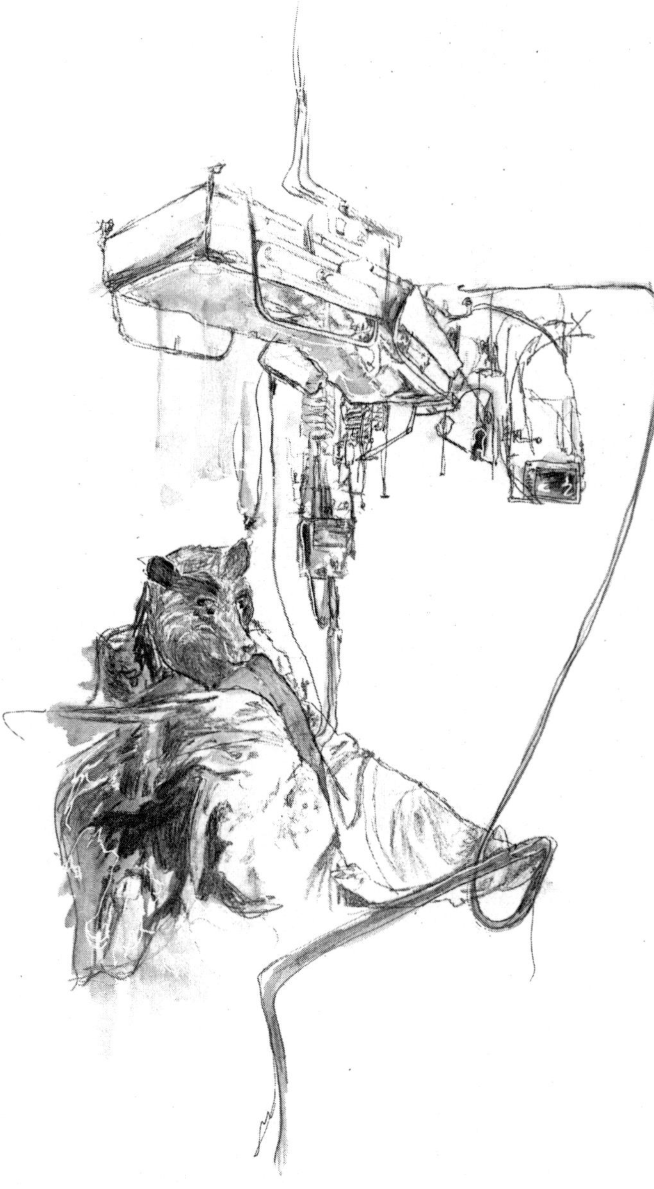

Déjà-vu

Schlimmer, als in die Hölle kommen, ist wohl nur eines ...
... aus der Hölle ausgebrochen zu sein und wieder in ihr aufzuwachen.

„Haben Sie also endlich wieder den Weg zu uns gefunden?"

Ich kenne die Stimme.

„Persönlich hätte ich mir gewünscht, Sie hätten lieber wieder den Bus genommen, als sich von unseren Rettungskräften den Magen auspumpen zu lassen, aber Sie haben da wohl andere Pläne gehabt. 2,9 Promille. Respekt, Herr Neumann! Können Sie sich an irgendetwas der gestrigen Nacht erinnern?"

Meine Augen öffnen sich zaghaft, ungefähr wie ein Kind, das grade seine ersten Schritte macht, aber dann realisiert, dass es auf einer Autobahn steht.

„Wo bin ich? Und wer sind Sie überhaupt?"

„Bevor Sie mich wieder nach einem Jungen fragen, kürze ich die Sache ab, Herr Neumann, und komme am Nachmittag wieder. Denn ich habe noch andere Patienten zu versorgen, die mehr Vertrauen in unsere Diagnosen haben als Sie."

Dr. Timur Gecer erscheint in meinem Blickfeld und mir wird klar, dass ich mich wieder im Sankt Johannes Klinikum befinden muss.

„Ruhen Sie sich aus und bleiben Sie bitte zumindest bis morgen.

Ich nicke ihm zu und bereue es sofort, da sich der Restalkohol in meinem Gehirn bemerkbar macht und mich tiefer in die Kissen meines Krankenbettes sinken lässt.

„Warum Gott mich nochmals mit Ihrer Anwesenheit straft, verstehe ich wirklich nicht ..."

Auch diese Stimme kenne ich.

„... aber Sie sehen besser aus als letztes Mal."

Ich drehe diesmal vorsichtiger meinen Kopf und sehe den alten griesgrämigen Mann, meinen Zimmernachbarn von letzter Woche, neben mir liegen. „Sind Sie die ganze Zeit hier gewesen?"

„Im Gegensatz zu Ihnen, ja! Ich bin hier sozusagen Dauergast." Er lacht bitter und zynisch, hustend, und zieht die Bettdecke weg, um mir seine amputierten Raucherbeine zu zeigen.

„Weggehen kann ich eh schlecht ... ne, ne, du. Ich geh nirgendwo mehr hin.“

Erst jetzt bemerke ich den Rollstuhl neben ihm und auch ihn selbst schaue ich zum ersten Mal richtig an. Ein runzliges Gesicht mit glattem Schädel grinst mich mit lückenhafter Zahnreihe an. Es sieht aus wie eine eingetrocknete Kastanie, auf die ein Kind ein Gesicht gemalt hat und auf die schon viele Menschen getreten sind.

Seine Augen sind trübe und seine gesamte Erscheinung ist zittrig, schreckhaft und ausgemergelt. Weil ich ihm nichts erwidere, setzt er seine Atemmaske wieder auf und stetig hustend – aber davon unbewegt – starrt er aus dem Fenster. Irgendwie erinnert er mich an den Bären in meinem Keller, wie er dort an verschiedene Maschinen angeschlossen liegt.

Erlöse mich.

Schlaf überfällt mich. Wie ein Windhauch im Winter, der einem über den Nacken jagt und den Schritt nach Hause beschleunigt. Schemenhafte Erinnerungen an die vorherige Nacht bilden sich vor meinem inneren Auge, trauen sich langsam aus ihrem Versteck und suchen nach Aufmerksamkeit.

Der Papierregen meiner Skizzen.

Der in Unterwäsche tanzende Martin, mit einer Platzwunde am Kopf.

Ein grobmotorisch serviertes Herrengedeck.

Das brennende Tierheim.

Ich schrecke hoch und klingle nach der Schwester, verbanne diesen Gedanken. Er ist nicht existent, nicht real. Nur eine Assoziation, ein Denkanstoß, ein Angebot meines Unterbewussten.

„Ach, schau an. Der verlorene Sohn ist zurückgekehrt. Wo brennt es denn?“

Auch die Schwester nehme ich zum ersten Mal richtig wahr. Eigentlich hat sie ein sehr sympathisches, vereinnahmendes Wesen, aber weil ich nichts erwidere, lässt sie mich einen Hauch Sadismus spüren, wie sie mir die Thrombose-Spritze gibt und die Nadel für den Tropf erneuert.

Die Gewissheit, dass dies ihr Herrschaftsgebiet ist, ihr Territorium, scheint sie für erlittene Enttäuschungen mehr als zu entschädigen und die diebische Freude, mit der sie Patienten zu fest anpackt, die dann spitze Schreie von sich geben, bereitet ihr einen furchteinflößenden Hochgenuss.

Ich möchte schreien, möchte ihr sagen, dass ich begonnen habe, Psychopharmaka zu nehmen, dass sich in der Gesäßtasche meiner Hose eine kleine Schachtel Perazin befinden muss. Aber ich kann nicht. Meine Zunge liegt wie gelähmt in meinem Mundraum und mein ganzer Kiefer fühlt sich an wie versteinert.

Fragen, die ich nicht verständlich artikulieren kann, schießen durch meine Stimmbänder: „Was war in dieser Spritze? Wann kommt der Doktor wieder? Sind das die Nebenwirkungen, die Professor Doktor Wundt beschrieben hat? Warum bin ich eigentlich nackt?“

Aber die Schwester ist von meinen gutturalen Äußerungen unbeeindruckt und ohnehin eher mit meinem Zimmernachbarn beschäftigt, der plötzlich ähnliche Laute von sich gibt wie ich. Nur scheint er zudem keine Luft zu bekommen.

Sie gerät in Hektik. Klingelt mehrfach den Notruf. Flucht laut.

Doch nichts davon hilft meinem Zimmernachbarn: Seine amputierten Stumpen zucken noch kurz und dann haucht er trotz der Reanimationsversuche der Schwester unter einem letzten Aufbäumen seinen Geist aus.

Wie der letzte Zug an einer Zigarette.

Die Schwester fühlt den Puls des Kastanienmannes, schaut auf ihre Uhr und notiert die Zeit. Bevor andere Krankenschwestern und Ärzte in den Raum eilen, öffnet sie ein Fenster und bekreuzigt sich.

Seit meiner Mutter habe ich niemanden sterben sehen und komme mir auch diesmal wie ein stummer, passiver Zeuge vor, der zum Nichtstun verdammt ist.

„Lungenembolie“, sagt die Schwester zu den endlich herbeigeeilten Kollegen, die für einen Augenblick wohl gedacht haben, dass ich der Notfall sei.

Betroffenheit breitet sich aus wie eine Flatulenz im Fahrstuhl, die jeder gehört hat, aber über die man versucht, Stillschweigen zu bewahren, da jeder weiß, dass solche Dinge passieren.

Passieren können.

Dass sie zum Leben wohl dazu gehören.

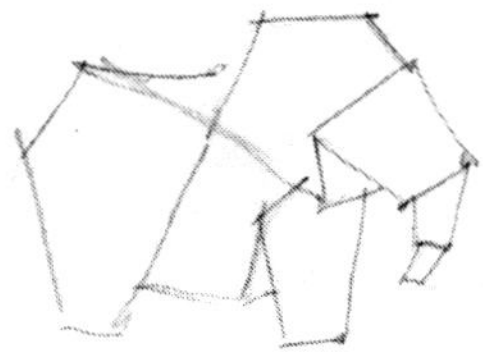

Die Hinterbliebenen

Ein alter Bekannter aus Kindertagen, von dem ich lange nichts gehört habe, der stets uneingeladen einkehrte und bereits meine Eltern, meinen Kater und viele andere Tiere zu sich nach Hause eingeladen hat, ist mir plötzlich wieder täglicher Gefährte geworden.

Der Tod.

Der Gedanke an die eigene Vergänglichkeit, das endliche Leben, muss ein so furchtbarer Gedanke sein, dass wir all unsere Verdrängungsmechanismen bemühen müssen oder unsere sinnstiftende Vorstellungskraft in die schillerndsten Märchen entsenden, um nicht zeit unseres Lebens an dessen Ende denken zu müssen.

Aber für jeden kommt wohl der Moment, dass seine Gewissheit nicht mehr zu leugnen ist und man entweder den Tisch für diesen Gast decken sollte oder gar das Haus freiwillig verlässt, sofern der Clown nicht alle Anwesenden zu Tode erschreckend aus der Geburtstagstorte springen soll.

Ich werde sterben, das weiß ich.

Vielleicht bald schon, das ist mir bewusst. Zuerst flammte in mir Demut auf und Dankbarkeit für die Luft, die noch durch meine Lungen strömte, als sie meinen Zimmernachbarn auffällig unauffällig – wie ein gleitendes Schiff rollte sein Krankenbett mit einem weißen Betttuch als Segel über den Leichnam gespannt – Richtung Fahrstuhl brachten, um ihn bis auf weiteres im Leichenkeller kalt zu stellen. Dann aber kam die Angst mit ihren Stoßgebeten, dass mir Zeit geschenkt werden möge und der Gevatter mit meinem Nachbarn vielleicht schon genug Gesellschaft gefunden habe.

Doch er geht nicht. Er bleibt wie ein Fremder, der voll Neugier von außen durch das Fenster schaut. Beobachtet mich. Begleitet mich in die Kinderstation, die ich nun wieder täglich aufsuche, um den blassen und durch die Chemotherapien mitgenommenen Kinderaugen einen kleinen Trost abzutrotzen, der mir Hoffnung und Sinn schenken könnte.

Ich war erstaunt, dass sich meine Origami-Tiere noch immer neben den einzelnen Betten befanden und erschrak zugleich, da es zwar die gleichen Tiere waren, aber von den Kindern, für die ich sie gefaltet hatte, nicht eines übrig geblieben war.

„Morituri te salutant", flüstert mir der Gevatter zu, während ich die Augen schließe und bis zehn zähle, da meine Psychopharmaka scheinbar immer noch nicht ganz anschlagen ...

Gleichzeitig ist mir die Diagnose, die mir Dr. Timur Gecer noch gestern, am Todestag meines Bettnachbarn mitteilte und die seinem Vornamen alle Ehre macht, noch sehr klar vor Augen und ich würde diesen Pragmatismus nur allzu gerne in eine Reise mit Joker und Lea eintauschen. Aber auch, wenn das Krankenhaus viele Türen hat, so erwartet mich hinter jeder nur dieselbe Gewissheit: „Sie haben einen Tumor im Kopf. Zwischen Ihrem rechten Auge, auf halbem Wege zum Thalamus. So groß wie ein Golfball, aber mit gewissem Risiko operabel." Wohlwollend und doch ein wenig betroffen zeigte mir Timur die Ergebnisse meines ersten Aufenthaltes, die mich an meine Skizzen erinnerten.

Ein mir neuer Selbstverteidigungsgedanke formierte sich daraufhin. Sind dies nicht eigentlich auch nur Skizzen? Oder nur Momentaufnahmen? Denn wer weiß schon, wie es mittlerweile in meinem Kopf aussieht? Schließlich hat sich seit meiner letzten Aufnahme einiges verändert, denke ich mir mit dem Trotz, den mich das Mädchen mit dem Origami-Kranich gelehrt hat – Namen möchte ich den todgeweihten kleinen Gladiatoren lieber nicht geben – als es mir sagte, wenn es groß sei, möchte es auch Künstler werden.

Doch mein Trotz speist sich aus einer anderen Gewissheit und nicht aus der unwahrscheinlich naiven Kinderhoffnung, eine Krebserkrankung zu überleben.

Ich habe Ordnung geschaffen.

Erstaunlicherweise verspüre ich deswegen wohl dieses Mal nicht das Bedürfnis, Sankt Johannes so schnell wie möglich wieder zu verlassen. Aber vielleicht kommt diese generelle Unaufgeregtheit doch eher von den Perazin-Tabletten, die mir das Krankenhaus nun zusammen mit den Infusionen täglich bereitstellt.

Ein nebliger Pragmatismus legt sich in den nächsten Tagen schleichend über meine Gedanken und Gefühle, versperrt mir den Zugang zu altbekannten Panikräumen und meine Angst materialisiert sich nicht mehr in Bildern oder Stimmen, sondern wabert wie Dunst durch die Fugen und Ritzen meines Bewusstseins.

Ich werde still.

In den Nächten sehe ich mein Haus klar vor meinem inneren Auge, komme mir ein wenig vor wie mein Vater, der eines seiner futuristischen Gebäude einweiht, nachdem er seine Arbeit abgeschlossen hat. Und das Kind in mir weiß, darauf wäre er womöglich stolz gewesen.

Die Tage verschwimmen hingegen, da sie sich in ihrer Routine so gleichen und mir surrealer und ferner vorkommen als meine an Schärfe gewinnenden Erinnerungen und das monumentale Bauwerk meines Kopfes.

Ich werde geröntgt, weitere Kollegen von Dr. Gecer schlagen mir Therapien vor, Krankenschwestern und Pfleger kommen und gehen, fragen mich, ob sie jemanden kontaktieren sollen.

Seltsam teilnahmslos nehme ich diesen flirrenden Bienenschwarm zur Kenntnis, der anscheinend um mein leibliches Wohlergehen bemüht ist, und ich fühle mich ein bisschen wie seine Königin.

Eine Computertomografie wird für mich für den kommenden Tag angesetzt und es kommt mir vor, als hätte man mir ein Spa-Programm gebucht. Sogar ein Einzelzimmer habe ich mittlerweile.

Gelassen lasse ich meinen Blick aus dem Fenster schweifen und lächle. Lächle mit steifem Kiefer den Tod an, der dort neugierig hereinschaut.

Aber vielleicht ja auch nicht. Vielleicht schaue ich ja auch neugierig heraus.

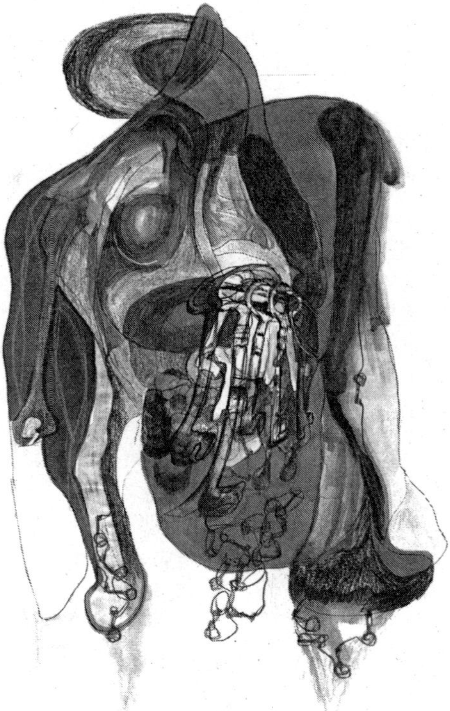

Die letzte Ölung

„Nackt kam ich hervor aus dem Schoß meiner Mutter;
nackt kehre ich dahin zurück.
Der HERR hat gegeben, der HERR hat genommen;
gelobt sei der Name des HERRN."
Das Buch Hiob

Herr Niemöller sieht traurig aus, wie er dort an meinem Krankenbett sitzt. TraurIger, als ich ihn je gesehen habe und ich spüre, auch ich sollte traurig sein, aber ich bin es nicht.

Das liegt zum einen daran, dass mir das Gefühl für mein Ich abhandengekommen ist und ich mich nur mit Mühe zu emotionalen Äußerungen durchringen kann, die oft aufgesetzt oder gar grotesk wirken, da ich versuche, Verhalten zu kopieren und zu spiegeln, aber die nötige Feinmotorik von meiner Therapie beeinträchtigt ist. Ich grinse zum Beispiel wie ein Clown aus dem Gruselkabinett oder reiße die Augen auf wie ein Uhu, wenn ich ein Lächeln erwidern will.

Zum anderen ist da diese neu gewonnene Gewissheit, dass ich Herrn Niemöller einfach nicht mag. Normalerweise würde ich mich schämen für diese Gedanken, da ich wie Petrus meinen Heiland nun zum dritten Mal verleugne, aber ich tue es nicht.

Ich habe ihn anrufen lassen, damit er sich gebraucht fühlt. Er tut mir leid mit seinem Gottesglauben, der doch nur ein Käfig ist, um ihn vor der schmerzlichen Realität zu beschützen, dass Gott tot ist. Dass der Zufall ihm grausam die Eltern genommen hat, wie mir. Dass das Leben zwecklos ist und wir alleine sterben werden.

Ich lasse ihn seine Gitterstäbe zum Klingen bringen und lausche dem schönen Märchen von Hiob, dass er mir als Aufmunterung mitgebracht hat.

„Auch ein Hohlkopf kann noch Verstand annehmen
und ein junger Wildesel noch zum Menschen werden."

Ist nicht mein neuer Zustand auch eine Art Gefängnis?

Ein Hohlkopf.

Ein Haus, das ich nicht mehr betreten kann. Die perfekte seelenlose Hülle. Eine leerstehende Wohnung der Privilegierten. Ich spüre Panik in mir aufkommen, die sich nicht äußern kann. War es ein Fehler, sich aus dem Leben zu schneiden, mich in mich selbst zurückzuziehen? Geht das überhaupt?

Ein Impuls, mich zu übergeben, befällt mich. Das Bedürfnis, die gesamten Perazin-Tabletten der letzten Wochen auszukotzen – wie die Schlüssel meiner Türen –, aber da deren Wirkstoff längst in mir ist, wird auch dieser Impuls wie ein mir entfallender Gedanke unterdrückt, und ich werde wieder in eine fremderzeugte Zufriedenheit geleitet, mit der ich Herrn Niemöller verabschiede.

In der Tür dreht er sich noch einmal um und fragt nach dem Kreuz, das er mir geschenkt hat. Rät mir, es auf den Beistelltisch zu stellen. Damit der Herr über mich wache.

Ich druckse herum und versuche, mich zu erinnern, wo ich es gelassen habe. Das Totem, das er mir vermacht hat und das ich dann durch meinen Katzenmord als obsolet betrachtet habe.

Akzeptanz und Logik. Was für ein Blödsinn.

„Darum bekenne ich, ich habe unweise geredet,
was mir zu hoch ist und ich nicht verstehe."

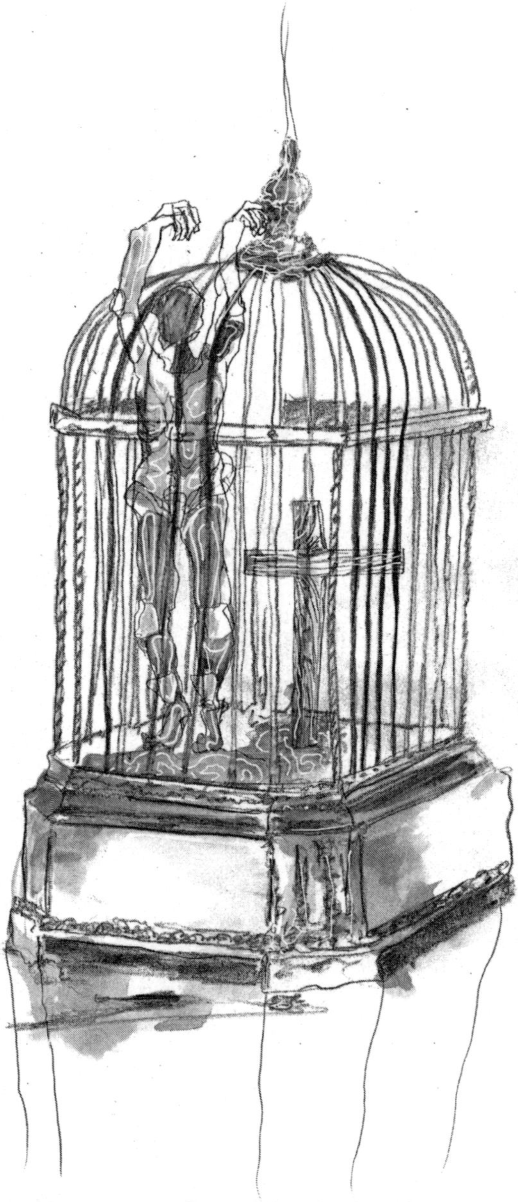

Kurzschluss

Warum ist es eigentlich so schwer, sein Leben neu zu ordnen?

Seitdem ich diesen Vorsatz gefasst, den Weg nach innen beschritten habe, ist mein Leben aus den Fugen geraten und ich wünsche mir die Routine meines Tierheims zurück. Die nicht-enden-wollenden Nachmittage mit köttelnden Hasen auf meinem Schoß und dem Versuch, meine eigenen Computerspielrekorde zu brechen. Das Schneiden von Krallen und das Versorgen meiner daraus resultierenden Kratzer. Das Kämmen von Fell und das Ausmisten der Käfige.

Die Langeweile, die ich damals so oft verfluchte, scheint mir mittlerweile ein so wertvolles Gut geworden, dass ich ohne zu Zögern die Zeit zurückdrehen würde, um wieder mein banales Leben zu leben.

So viel ist passiert, seitdem mich dieser Gedanke, mich neu zu ordnen, befallen hat und unerbittlich wütet, als wäre er der eigentliche Tumor in meinem Kopf.

Ich liege in der Röhre. Angeschlossen an viele Kabel und Sensoren liege ich halbnackt im Computertomografen, der vom Großteil des medizinischen Personals nur als *die Röhre* bezeichnet wird. Mir kommt es eher vor wie ein Tunnel, in dem ich aus Fettleibigkeit stecken geblieben bin und nun unsicher bin, in welche Richtung es leichter ist, mich zu befreien.

Zurück an den Anfang?

Oder mich weiter durch diesen bewusstgewordenen Geburtskanal zwängen und darauf hoffen, dass ich nicht unterwegs ersticke und als Totgeburt ende.

In dieser klinisch weißen Röhre hängt neben dem Gerät, das mithilfe von Röntgenstrahlen schichtweise meinen Kopf katalogisieren soll, über mir auch ein Bildschirm, der mir assoziative Bilder zeigt, mit denen meine Hirnströme stimuliert werden sollen. Ein wildes Durcheinander aus Zwischenmenschlichkeit, Natur, Tieren und Gebäuden, Gesichtern, Straßen und Gegenständen.

Nichts davon tangiert mich. Das liegt mit Sicherheit an den noch verbleibenden Auswirkungen meiner Perazin-Tabletten, die ich mittlerweile abgesetzt habe und heimlich in der Krankenhaustoilette verschwinden lasse, nachdem die Krankenschwester das Zimmer verlassen hat. Oder an einem Placeboeffekt, also an meiner schlichten Überzeugung, dass sie noch Auswirkungen auf meine Emotionalität haben müssten, da ich fürchte, ansonsten vollkommen kalt geworden zu sein.

Vielleicht liegt es aber auch daran, dass ich nicht ganz bei der Sache bin, hier in dieser Röhre, in der ich nichts als vor mich hinstarren, atmen und mein Leben hinterfragen kann. Ein Gedanke beschäftigt mich, frisst sich schichtweise durch mein Gehirn – wie die Röntgenstrahlen des CTs – und versucht, meiner bisherigen Irrfahrt einen unerwarteten Sinn zu geben: Ich frage mich, ob ich vielleicht schon gestorben bin.

Mein Herz schlägt schneller und mein Atem überschlägt sich und ich fühle Panik in mir aufkommen. Nein, keine Panik, Todesangst! Nüchtern betrachtet, sollten mir diese körperlichen Reaktionen doch Beweis genug sein, mich von meiner eigenen Lebendigkeit zu überzeugen.

Doch ich glaube diesen Fakten nicht mehr.

Ich glaube plötzlich, dass ich tot bin, und dieser Gedanke schenkt mir gleichzeitig eine noch nie dagewesene Lebens-, nein, Daseinsqualität.

Es bleibt nur zu ergründen, seit wann und warum ich nun in diesem Zwischenzustand gefangen bin, der weder Himmel noch Hölle noch einem ewigen Nichts gleicht, sondern stattdessen mein Leben imitiert.

Fegefeuer.

Ein Gefängnis, wie diese Röhre, dieser Tunnel zwischen Leben und Tod, in dem ich hänge und meine wichtigsten Lebensstationen rekapitulieren soll. Auf dem Bildschirm sehe ich meine Eltern, die ihr neugeborenes Kind in Händen halten. Vater schaut sie an, Mutter lächelt gequält in die Kamera, ich weine. Dann mein Elternhaus, das allergikerkonform eingerichtet wird. Alles steril, alles kalt.

Die Koffer von Großvater, meine Zuflucht.

Gute-Nacht-Geschichten mit meiner Mutter.

Der Zoobesuch mit meinem Vater.

Joker.

Die Projektionen nehmen Geschwindigkeit auf und es ist, wie es Menschen mit einer Nahtoderfahrung so oft beschreiben: Ich sehe mein Leben an mir vorüberziehen.

Die Bienen, die durch das von mir eingeschlagene Kellerfenster in das Haus gekommen sind. Der tote Körper meiner Mutter. Mein rauchender Vater. Das Internat.

Wie die Kapitel einer Novelle formieren sich die Beschreibungen der Bilder in meinem Kopf, als wäre ich der Protagonist einer Geschichte, die geschrieben wird, während ich noch versuche, klare Gedanken zu fassen.

Die Schuhkammer. Lea. Die alte Reinigungskraft. Einseitige Briefwechsel.

Wann bin ich gestorben, ich will es wissen!

Betreutes Wohnen mit Herrn Niemöller. Das Tierheim. Joker, der nicht Joker war. Der Tod meines Vaters. Schneeflocken. Ein Loch im Boden.

Dieser Traum.

Ich hab in meinen Kopf gesehen …
offen lag er vor mir, ein blanker Schnitt.

Das Licht erlischt in der Röhre. Der Bildschirm wird schwarz und für einen Augenblick bin ich glücklich.

Ruhig.

Vergangen.

Dann sehe ich die Flammen. Das brennende Fell, den Geruch von Benzin und höre die Schreie der Tiere, die mir wie eintausend Volt eines Defibrillators durch die Brust jagen.

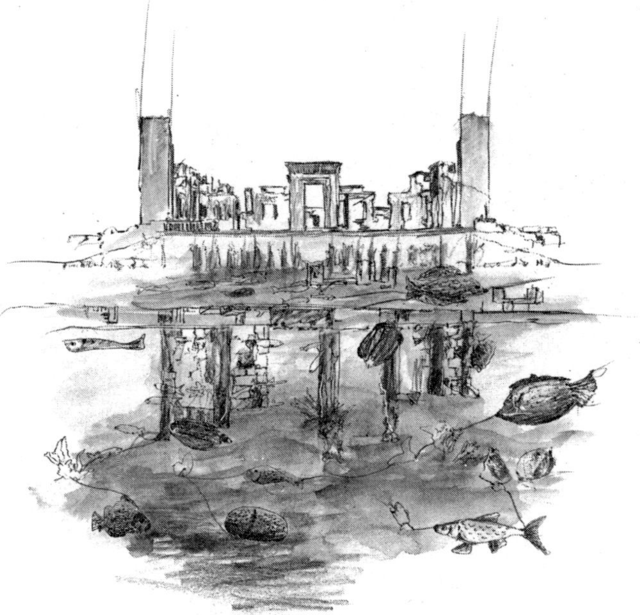

Kopfsache

„Arzt, hilf dir selber!
So hilfst du auch deinem Kranken noch.
Das sei seine beste Hilfe, dass er mit den Augen sehe,
der sich selber heil macht.“
Friedrich Nietzsche

„Die Ergebnisse sind ernüchternd.“ Dr. Timur Gecer steht vor meinem Krankenbett und macht ein sehr professionelles Gesicht. Ein Gesicht, das weder Hoffnung noch Warnung schenken will. Es ist eher bemüht, es vor der ausstehenden emotionalen Reaktion seines Patienten zu wahren, damit er diesen Beruf auch weiterhin ausüben kann. „Es liegt jetzt ganz bei Ihnen Herr Neumann, wie Sie die verbleibende Zeit nutzen wollen.“

Ich habe meine Entscheidung getroffen. Es ist vollkommen unerheblich, ob ich krank oder gesund bin, ob meine Realität aus Wahnvorstellungen besteht oder meine Impulse durch Tabletten auf ein Minimum reduziert werden, ob ich lebendig bin oder tot.

Mein Kopf, mein Haus, wird immer aus denselben Gedanken erschaffen, denen ich versuche zu entfliehen. Meine Klarheit wird immer aus demselben trüben Wasser bestehen, das mir von diesem Leben eingegossen wurde.

Ich kann das Papier falten und wenden, wie ich möchte.

Was bringt es mir zu wissen, dass ich Schuld empfinde für den Tod meiner Mutter, zu wissen, dass mein Vater mich nie geliebt hat, weil er mich nie lieben konnte. Zu erkennen, dass ich mir womöglich eine Freundin imaginiert habe und den Tod meines Katers nicht ertragen habe. Die Projektionen meines Schmerzes sind doch längst meine Lebensrealität geworden.

Die Ursache des Problems hält nun mal leider keine Lösung inne.

Zumindest nicht für mich.

All die Symbole meiner Träume: die Bienen. Der Junge. Der Bär. Der Schatten. Mein Keller.

Sie geben nichts weiter als eine gute Geschichte ab, eine Geschichte, die ich geschrieben habe. Die kein rechtes Ende, keine Moral und vielleicht auch keinen Sinn hat. Vielleicht nur das Gefühl einer tieferliegenden Erkenntnis.

Wortlos erhebe ich mich aus meinem Bett und drücke Dr. Gecer einen Kuss auf seine Lippen.

Große Augen, die mit vielem gerechnet haben, aber nicht damit, blicken mich konsterniert an und ich verabschiede mich, blicke nicht zurück, als ich das Zimmer verlasse.

Lebe wohl, Salome. Meinen Kopf wirst du nicht bekommen.

Todessehnsucht treibt mich zu meiner Wahrheit, die schon längst zu Asche geworden ist, doch ich brenne. Werde brennen.

Ich öffne die Pforte meines Hauses und treibe meinen Gedanken heraus. Lasse ihn auf diese Welt los.

Möge er dort satt werden.

Ende

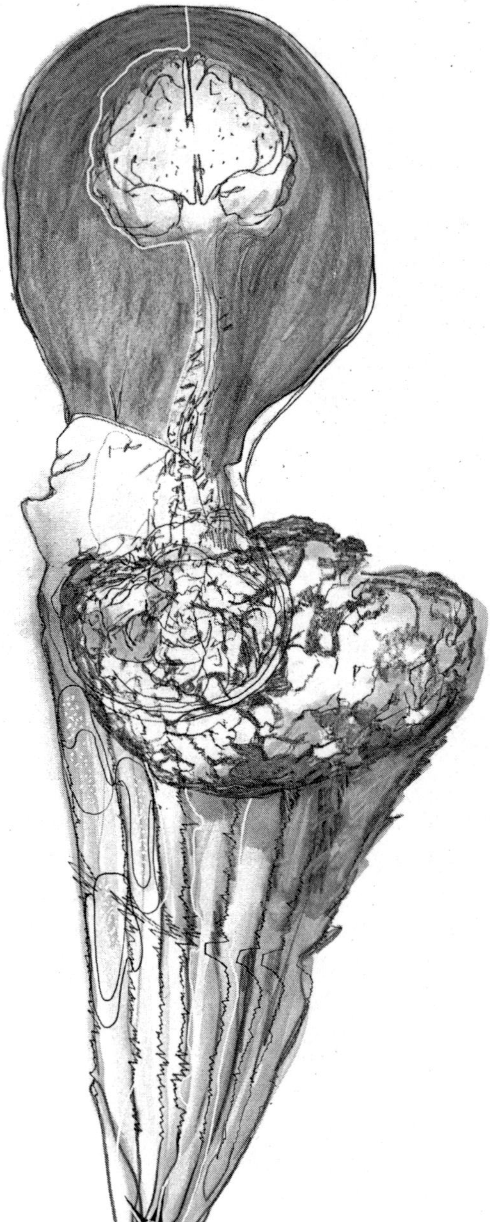

Nachwort und Danksagungen

2009 im Rahmen meiner Schauspielausbildung an der *Hochschule für Musik und Darstellende Kunst Stuttgart* erhielt ich meinen ersten Rollenunterricht unter der Leitung des Schauspielers Martin Leutgeb, der mein künstlerisches Vorbild, mein Mentor und Freund werden sollte. Im Zuge einer Biographie-Improvisation, einer Übung, die zur Findung eines biographischen Hintergrundes einer Rolle verhelfen sollte, hörte ich plötzlich nicht mehr auf, eine Geschichte zu erzählen, die anscheinend nur darauf gewartet hatte, erzählt zu werden. Die Übung dauerte, statt der üblichen fünf bis zehn Minuten, fast eine halbe Stunde.

Martin fiel darauf in ein nachdenkliches Schweigen und ich dachte schon, ich hätte alles falsch gemacht, was man als Schauspielschüler nur falsch machen konnte, nur um mir dann mit seinem ansteckenden herzlichen Lachen und einem Strahlen in den Augen zu sagen, dass ich jedes Wort, das ich gerade gesagt habe, aufschreiben solle und das daraus noch etwas werden wird.

Und so schrieb ich den Monolog, den ich improvisiert hatte, in dieser Novelle nieder.

Danke, Martin, dass du an mich geglaubt hast, mich stets unterstützt hast und mir Vertrauen und Handwerk für die großen und lauten Töne und Spielarten des Theaters, sowie das stets notwendige Herz für alles, was man sich auf und abseits der Bühne vornimmt, gelehrt und vorgelebt hast.

Den Grundstein für diese Novelle und für mein schauspielerisches Selbstvertrauen verdanke ich dir.

2014 wechselte ich an das Staatstheater Wiesbaden und hatte unter anderem das große Vergnügen, mit dem Regisseur und Autor Thomas Jonigk zusammen arbeiten zu dürfen. Da Thomas nicht nur ein wahnsinnig begabter Theatermacher, sondern auch ein sehr sensibler Beobachter, aufmerksamer Zuhörer und nahbarer Mensch ist, überwand ich meine Scheu und fragte ihn, ob er sich nicht meinen Entwurf eines Theatermonologes (die Bühnenfassung von „Kopfsache“) anschauen würde.

Thomas' ehrliches Feedback und die Gespräche, die ich mit ihm während dieser sechs Wochen Probenzeit und darüber hinaus führen durfte, veränderten meinen Schreibstil und meine Herangehensweise ans Schreiben nachhaltig und ohne ihn, hätte ich es wohl nicht fertiggebracht, ein schriftstellerisches Projekt auch zu Ende zu bringen.

Lieber Thomas, herzlichen Dank für deine offene und ehrliche Art, deine konkreten Ratschläge und die Ermutigung, weiter zu machen, als ich schon aufgeben wollte.

Ebenfalls erschienen

David Wonschewski: „Blaues Blut“

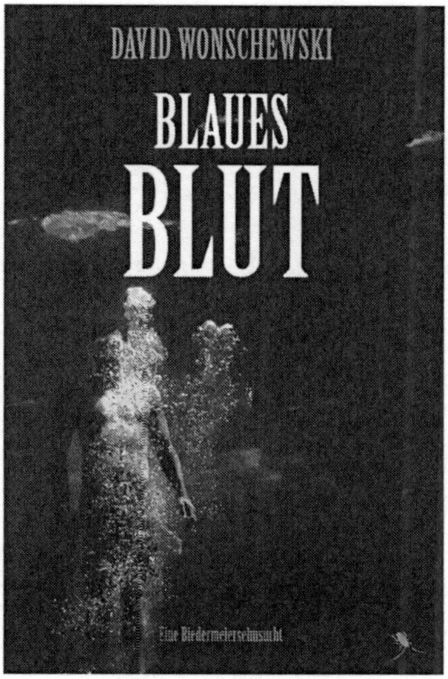

Eine Biedermeiersehnsucht.
Edition Periplaneta, 256 S.
ISBN: 978-3-95996-219-3

Der verhaltensauffällige Abiturient Frankenfelder begeht im Jahr 1997 eine extraordinäre Anzüglichkeit. Was dazu führt, dass die *Organisation rechtschaffener kontinentaleuropäischer Männer* ihren Mitarbeiter Krebs mit der „zeitnahen Entsorgung“ Frankenfelders beauftragt.
Allerdings sieht IM Krebs in Frankenfelder keine große Gefahr für die Nation, sondern einen theatralischen Jüngling, der nur etwas zurechtgebogen werden muss. Ein kleiner weiblicher Anreiz hier, ein wenig kapitalistische Sehnsucht dort und schwupp würde er zu einem vollwertigen Mitglied des Staates werden.
Doch Frankenfelder entpuppt sich als harter Brocken, der in seinem Denken stetig weiter eskaliert. Eine „zeitnahe Entsorgung“ wird Krebs 20 leidvolle Jahre kosten.
Eines Tages ist Frankenfelder endlich weg. Und plötzlich ist es Krebs, der sich beobachtet fühlt. Eine Angst überkommt ihn, dass Frankenfelder gar nicht tot ist, sondern das Spiel einfach rumgedreht haben könnte ...

Sieben Jahre nach „Zerteiltes Leid“ erschafft der Meister des psychisch auffälligen Kammerspiels einen neuen, verstörenden Mikrokosmos, mit vom Autor eingelesenen Audiofiles und einem sechs Lieder umfassenden Soundtrack von Christoph Theussl.

Ebenfalls erschienen

Lex R. Frank: „Sinken & Fliegen“

Auch das Meer redet nur mit sich selbst.
Edition Periplaneta, 190 S.
ISBN: 978-3-95996-194-3

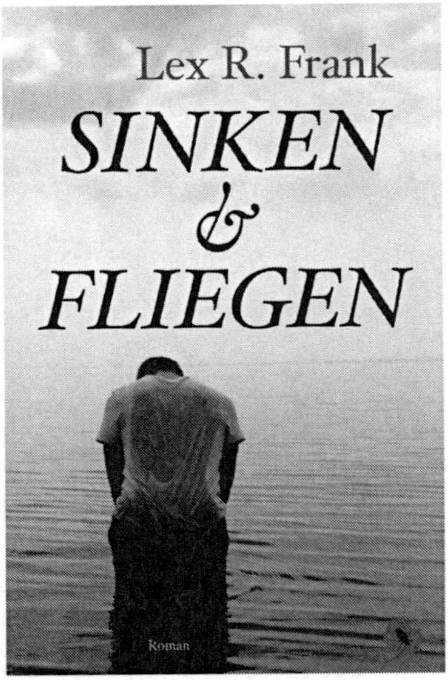

Kleines F. ist Wirtschaftsanwalt und hat Burnout. Oder Schlimmeres. Er funktioniert nicht mehr. Und Kleines hat irrationale Ängste. Deshalb lässt er sich freiwillig in eine psychiatrische Klinik einliefern. Doch auch die Therapien und die Medis helfen nicht. Die Liebesbeziehung, die er mit der Patientin Nathalie anfängt, macht alles nur noch komplizierter.

Kleines F. beginnt nach den Gründen seines Scheiterns zu suchen: in seiner Vergangenheit, in den kriminellen Machenschaften seiner Ex-Kollegen, in seinen kaputten Beziehungen und er merkt bald, dass es den einen Grund nicht gibt und seine Ängste vielleicht gar nicht so irrational sind. Schlimmstenfalls dreht nämlich nicht er am Rad, sondern die anderen.

In “Sinken & Fliegen” analysiert ein unaufhaltsam Fallender sich selbst, seine Mitmenschen und eine Welt, die nichts anzufangen weiß mit jenen, welche die Regeln nicht mehr einhalten können oder wollen und deren Sicherungen durchgebrannt sind.

Unsere Bücher gibt es überall im Buchhandel,
sowie in allen Versionen unter
www.periplaneta.com

SHOP